JN295147

スウェーデンに降下したチェルノブイリ原発事故由来のセシウム137汚染図

1986年9月19日にSGAB社による飛行測定を基盤にして作成された分布図。
汚染度が局所的に大きく異なる理由は、主に放射性物質を含んだ雲が
通過した時に降った雨量の差による。

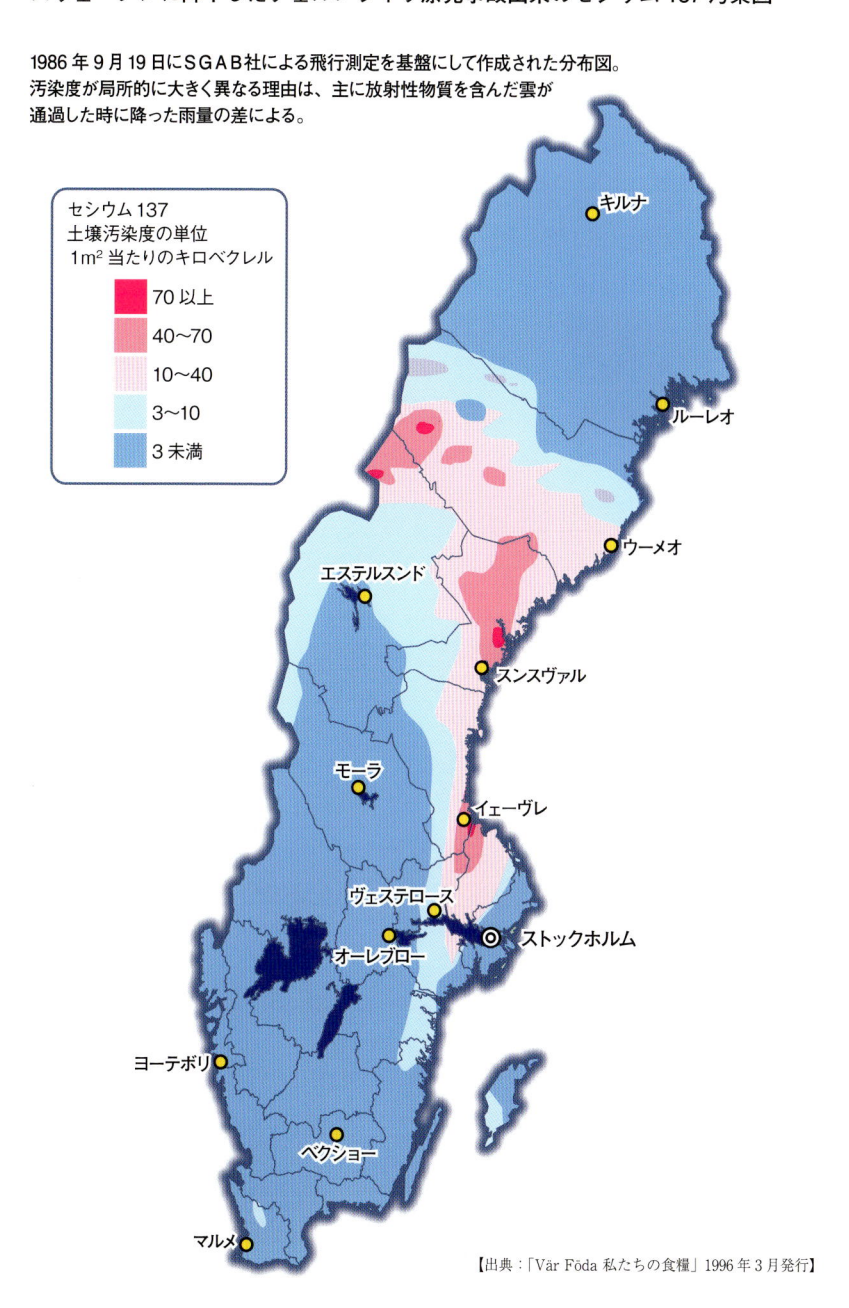

セシウム137
土壌汚染度の単位
$1m^2$ 当たりのキロベクレル

- 70 以上
- 40～70
- 10～40
- 3～10
- 3 未満

【出典:「Vår Föda 私たちの食糧」1996年3月発行】

チェルノブイリ原発事故による汚染分布図の推移

チェルノブイリで放出された放射性物質が風に乗ってどのようにスカンジナビア諸国と他のヨーロッパ諸国に広がったかを示している。1986年4月28日から5月4日までチェルノブイリからの放射性物質の放出をMATCHというコンピュータープログラムのシミュレーションを使って推計した。

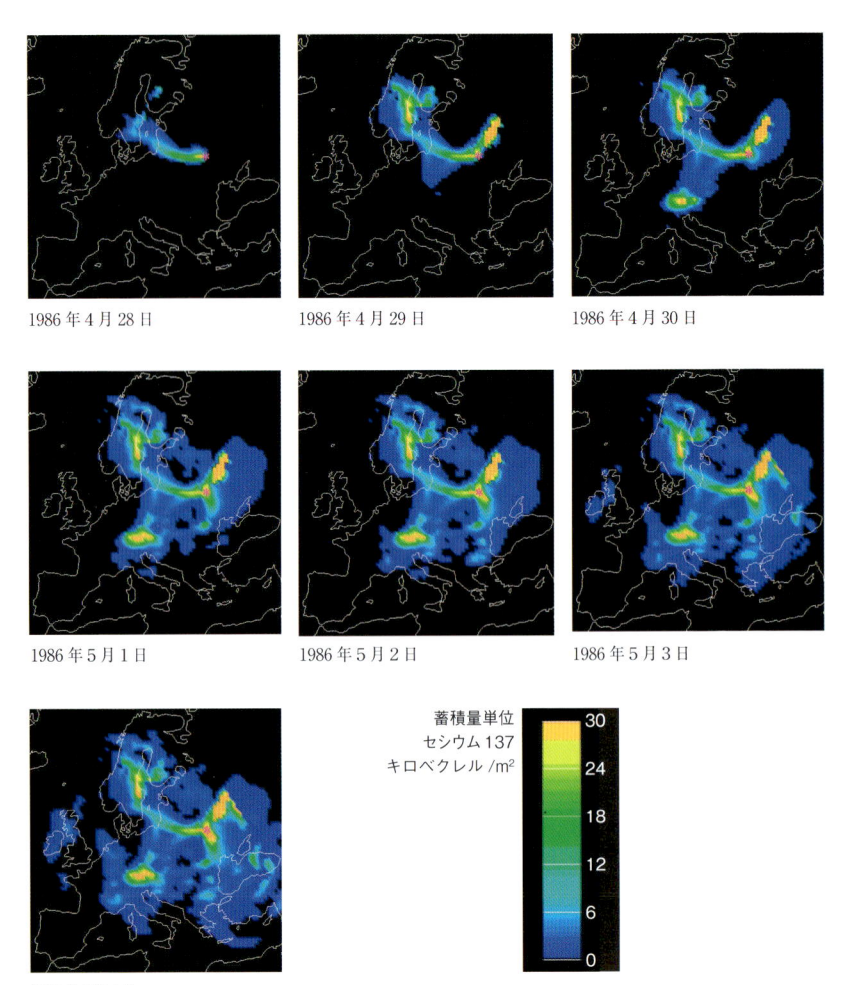

1986年4月28日

1986年4月29日

1986年4月30日

1986年5月1日

1986年5月2日

1986年5月3日

1986年5月4日

蓄積量単位
セシウム137
キロベクレル/m^2

【出典：SMHI（気象庁）】

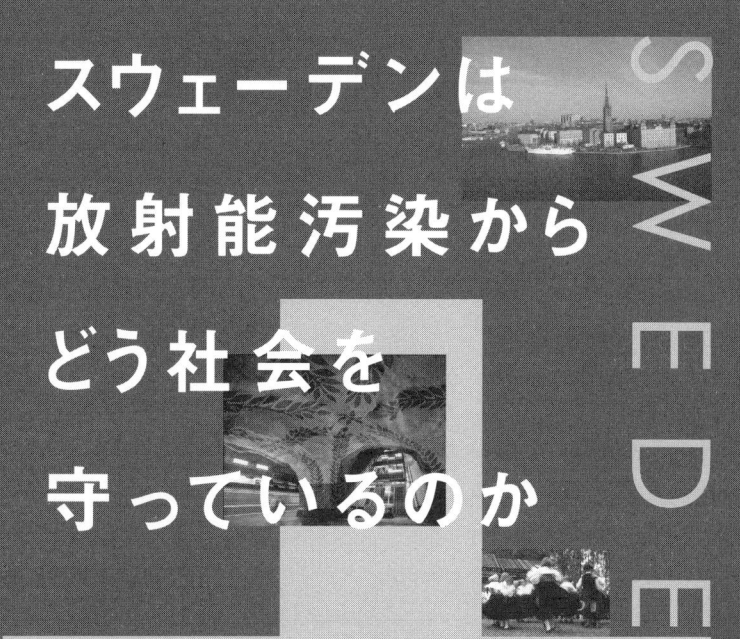

スウェーデンは放射能汚染からどう社会を守っているのか

高見幸子（ナチュラル・ステップ・ジャパン代表）
佐藤吉宗（スウェーデン・ヨーテボリ大学経済学部研究員）
［共訳］

防衛研究所＋農業庁＋スウェーデン農業大学＋食品庁＋放射線安全庁
［共同プロジェクト］

合同出版

Livsmedelsproduktionen vid nedfall av radioaktiva ämnen
April 2002
©FOI, SLU, LIVSMEDELS VERKET, JORDBRUKS VERKET,
Statens strålskyddsinstitut

●

この報告書の作成において、貴重なご意見をいただいた元ウプサラ農業大学の
オーケ・エリクソン、エーノク・ハーク、ハンス・ロンショーの各氏に感謝を表します。
また、原稿のチェックをしてくださったスウェーデン農業大学アルナープ・キャンパスのインゲル・
アンダーション、写真を提供してくだったスウェーデン農業大学
アルナープ・キャンパスのスティーグ・アンダーションの各氏、
そして、イラストを提供してくださったリングハルス原子力発電所、
スウェーデン気象庁にも感謝を表します。

●

放射性物質に被災した時
食品にどのような影響がでるのか？　牛乳は飲めるのか？
放射能汚染は避けられるのか？　問題は、長期にわたるものなのか？
専門家はどこまでわかっているのか？　行政当局はどう対応するのか？
本書は、スウェーデンに放射性物質が降下した場合に寄せられるであろう、
いくつかの疑問に答えることを目的としています。
1986年のチェルノブイリ原発事故の経験から、放射性物質の降下に対する周到な備えを、
社会の中で準備していくことが必要だとわかりました。
本書は、まず、第一に、災害対策にさまざまな形で関わる人びとを対象にしています。
また、放射性物質の降下が食品生産にどのような影響を
与えるかという点にも焦点を置きながら幅広い情報を提供するものでもあるため、
一般の人びとやメディアにとっても関心を持ってもらえるかもしれません。

〔編者〕
クット・パーション（防衛研究所）　ヤン・プレイトゥン（農業庁）

〔編集委員〕
ロンニー・ベーリマン（防衛研究所）　クット・パーション（防衛研究所）
ヤン・プレイトゥン（農業庁）　シェッテル・スヴェンソン（食品庁）

〔執筆者〕
インゲル・アンダーション（スウェーデン農業大学）　ロンニー・ベーリマン（防衛研究所）
アンナ・エナンデル（防衛大学）　ローバーツ・フィンク（放射線防護庁）
カール＝ヨーハン・ヨーハンソン（スウェーデン農業大学）　トルビョーン・ニュレーン（防衛研究所）
ヤン・プレイトゥン（農業庁）　クラース・ロセーン（スウェーデン農業大学）
ビョーン・サンドストロム（防衛研究所）　シェッテル・スヴェンソン（食品庁）
トーマス・ウルヴサンド（防衛研究所）

〔イラストと作図〕
ペール・トールネウス（ピクトフォーム社）
レイアウト：ラーシュ・ブローマン（防衛研究所）

私たちが本書で意図しているのは、放射線や放射性物質の降下、そしてその影響についての情報を
わかりやすく提供するとともに、農業や畜産業、トナカイ放牧、食品加工業、家庭において
とることができる放射能汚染対策について説明することです。
報告書では、放射性物質を含む食品の基準値、チェルノブイリ原発事故の際に経験した
情報発信をめぐる問題から学んだこと、
実際の脅威とその主観的な把握の違いについての教訓についても記述しています。
本書の製作には、防衛研究所、防衛大学、農業庁、食品庁、放射線防護庁と
スウェーデン農業大学の協力を得ています。

はじめに

　スウェーデン政府と国会は、防災体制の構築が不可欠であると考えられる緊急事態のひとつとして、国内での放射性物質の降下を挙げています。1986年のチェルノブイリ原発事故によって明らかになったのは、農業や畜産業、トナカイ放牧、食品加工業の分野で平時から周到な防災計画を築いておくことの重要性でした。防災計画の目的は、放射性物質が国民の健康に与える影響を減少させたり、食品生産に関連する産業が被るであろう経済的影響などを緩和することです。

　このレポートは、防災計画の策定やその訓練に携わったり、実際に放射性物質が降下した際にさまざまな形で災害対策に携わることになる人びとを念頭において書かれたものです。行政部門や食品加工業者、業界団体、研究機関などのスタッフや従業員、研究者などがその対象に含まれています。

　農業や食品加工業に従事する人は、実際に原子力事故が起きた場合だけでなく、防災計画を策定する段階から、放射線防護の専門家と協力関係を築く必要があります。判断の根拠となる情報を互いに共有できていれば、事故が起きた際に協力関係も容易に築くことができ、事故の影響評価やどのような対策を選択すればよいかについての合意が得やすくなります。

　また、ここに書かれていることは、市民やメディアにとっても有用です。私たちは消費者として、国内に放射性物質が降下した場合、食料生産や食品の安全がどのような影響を受けるかについて大きな関心を持たざるを得ません。また、原子力の利用についても、大きな関心を持っています。

　この報告書は、農業庁の委託のもとで、国防軍研究局が中心となってまとめられたものです。防衛大学、農業庁、スウェーデン農業大学、食品庁、放射線防護庁の協力のもとで1997〜2000年にかけて取り組んだ「どのように放射能汚染から食料を守るか」というプロジェクトの一環として刊行されました。

　被ばく線量とその影響に関しては、消費者が食品を通して被ばくする場合と、農業従事者が作業中に土壌から被ばくする場合の2つに限って検討しています。また、原発事故による放射性物質の降下にのみ焦点をあてながら電離放射線が与える影響について解説しています。

　さらに、くわしい情報が欲しい方は、この本の最後に掲載した参考資料を参考にしてください。また、報告書の作成に関わった各庁の住所やメールアドレス、ホームページのアドレスも掲載しています。核兵器の使用による放射能などの影響について知りたいという方は、『原爆に関する国防軍研究局の情報』（15号、1990年発行）を参照してください。

もくじ

はじめに

1章──チェルノブイリ原発事故からの警鐘

1節　チェルノブイリ原発事故から学んだこと……………8
2節　役割分担と準備体制……………12
3節　情報提供の重要性……………18
4節　ふたたび原発事故が起きたら……………24

2章──放射線と放射性降下物

5節　電離放射線とその放射線源……………30
6節　放射線が人体に与える影響……………39
7節　放射性降下物の特徴……………45

3章──放射性降下物の影響

8節　スウェーデンの農業・トナカイ飼育と食品の消費動向…………58
9節　食品への放射性物質の移行……………67
10節　農業における放射性物質の移行を左右する要因……………86
11節　心理的、社会的影響、労働環境への影響、経済的問題……………100

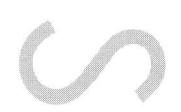

4章―基準値と対策―食品からの内部被ばくを防ぐ有効な対策

12節　食品に対する基準値をめぐって…………112

13節　農作物の栽培における放射能汚染対策…………117

14節　家畜の飼育・放牧地・牧草栽培における放射能汚染対策…………126

15節　食品加工業における放射能汚染対策…………139

16節　家庭における汚染対策…………147

17節　戦略的行動が必要…………151

参考文献

訳者あとがき

解題

装幀―守谷義明＋六月舎

1章
チェルノブイリ原発事故からの警鐘

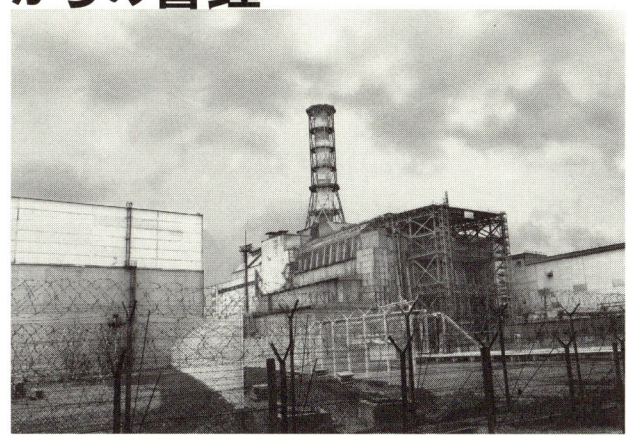

チェルノブイリ原発事故(1986年4月26日)が発生した時、
スウェーデンで事故対策に携わったスタッフの大半は、
国民が必要としたさまざまな情報をタイムリーに発信したり、
放射能汚染対策を迅速かつ効率的に行なったりするために必要な
体制や知識を持ち合わせていませんでした。
本章では、事故後にスウェーデンが学んだ放射能対策を4つの点でまとめています。
1節では、チェルノブイリ原発事故から学んだ教訓。
2節では、原発事故以降、明確になった放射能汚染対策における役割分担、準備体制の改善点。
3節では、原発事故以降の情報の重要性に対する大きな意識変化。
4節では、外国で原発事故が起こった場合でも、
スウェーデンで深刻な食品汚染が起き得ること、それに対する対策。

写真―Joyfull／Shutterstock.com

1節　チェルノブイリ原発事故から学んだこと

● **外国で起きた原発事故でも被災する**

　チェルノブイリ原発事故以前の原発事故では、放射性物質の降下によって影響を受ける範囲は、事故を起こした当の原子炉周辺に限られていました。しかし、チェルノブイリ原発事故では、原子炉がスウェーデンから遠く離れた場所にあっても、私たちの社会が放射能による影響を受けることを思い知らされました。場合によっては、国土全体が放射能に汚染される可能性もあります。スウェーデン全土で周到な防災対策を整備する必要を痛感しました。

● **事前警告が不可欠**

　チェルノブイリで原発事故が起こったことを私たちが知ったのは、実際に放射性物質が国内に到達してからでした。放射性物質が降下するだろうという事前の警報を受けて、それに事前対策を講じるなどという状況ではありませんでした。もし、放射性物質が放出されたという情報が実際に降下する前にスウェーデンに伝わっていれば、その間に放射能に対する対策を講じることができたかもしれません。たとえば、畜産業者は、家畜を放牧させずに畜舎内に留めることができたかもしれません。

　チェルノブイリ原発事故の後、国際協定や原子炉保有国との二国間協定などに基づきながら、早期警戒などの情報提供を行なうシステムが構築されました。今後、原子炉で電力供給にトラブルが生じ、原子炉事故や放射性物質の放出が起きかねない事態が発生すれば、事前警告が行なわれることになっています。

● **情報の必要性**

　放射性物質から放出される電離放射線は、私たちの五感で感じることはできません。それは見ることも、聞くことも、触ることも、味を感じることも、臭

いをかぐこともできません。市民としては行政当局が測定したり、メディアが分析した情報を頼りにするしかありません。

チェルノブイリ原発事故によって被災した直後のスウェーデンにおける行政当局の対応は、「情報をめぐる大混乱」として後々まで揶揄されるものでした。情報に対する一般の人びとの要求は、いわば「底なし」でした。そのうえ、一般の人びとだけでなく、行政当局やメディアも放射能汚染に対する知識を欠いていたため、提供された情報は不明確であったり、理解不能であったり、矛盾する内容が数多くあったりして、解釈をめぐってたびたび混乱が生じました。

●迅速に汚染マップを作る

行政当局が、「乳牛を放牧させずに畜舎内で飼育するように」といった規制を勧告した場合、その規制をいつ撤廃すべきかということがこの先問題になります。勧告を解除するためには放射能測定を行ない、その地域の放射性物質の量が減少し、規制の継続が必要とされる水準ではないことが公表されなければなりません。

さらに、食品規制であれば、放射性物質が食物連鎖によってどの程度移行するのか（たとえば、牧草から牛乳へ）を知る必要があります。

そのため、チェルノブイリ原発事故の後、放射能の測定体制が改善され、降下物に含まれるさまざまな放射性物質の量を迅速に分析することができるようになりました。また、牧草や牛乳からサンプルを採取して分析するシステムも改善され、食物連鎖による放射性物質の移行についても推測することができるようになりました。不必要な規制を極力避けることができれば、事故にともなう放射能汚染対策費用を節減することが可能になります。

●放射能汚染対策をさらに発展させる

チェルノブイリ原発事故の後、多数の食肉用トナカイが放射性セシウムの含有量が基準値を超えているという理由で廃棄処分され、1986～1987年には7万3300頭にのぼりました（屠殺されたトナカイの78％にあたる）。その後数年間は、毎年、1万5000頭から3万頭のトナカイが廃棄処分され、1994～1995年になってようやく屠殺されたトナカイ全体の5％以下になり、1997年以降は、ごくわずかな頭数になりました。

廃棄処分される頭数が減った主な理由は、トナカイのえさである地衣類（コケ類など）に含まれるセシウムが減少したことに加え、屠殺の時期を早めたり、

放射能汚染のない飼料を屠殺するまでの一定期間与えるといった汚染予防対策（生物学的半減期を利用する——訳注）を導入したことです。これらの対策を選択した理由は、トナカイを食用として活用するためであり、廃棄処分に廻すのは最後の選択肢としたからです。

チェルノブイリ原発事故によって被災した国際社会は、どのような汚染対策を講じることができるか、より高い意識を持つようになりました。また、それを実践するという経験をすることもできました。そして、その経験から汚染対策のさらなる発展が促進されることになりました。

●農業と畜産業には長期的な対策が必要

放射性物質の一部は半減期が長いため、地表の放射能汚染はゆっくりとした速度で減少していきます。そのため、非常に長い期間にわたって汚染対策を講じ、放射性物質が食物連鎖の中にとりこまれ移行していくことを抑制する必要があります。

チェルノブイリ原発事故がもたらした放射能汚染の補償として、スウェーデン政府は2001年現在でも、農業庁を通じて年間1000万クローナ（1億1700万円。1クローナ＝11.7円。2011年10月現在）をトナカイ飼育家に対して支払っています。

1998年までに農業とトナカイ飼育に支払われた額は総額、約7億4500万クローナ（約87億円）です。そのうちの3億2100万クローナ（約38億円）が事故から最初の1年間に支払われています（図①-1参照）。

放射能汚染は長期に渡るため、初期の段階から最良の方法で汚染対策が実行されなければなりません。これが重要な教訓です。たとえば、被災した農家に対する収入補填や放射能汚染対策に必要なコストを補償するシステムは、農家が適切な汚染対策をとるインセンティブを失うことがないように導入しなければなりません。

●備えが肝心

チェルノブイリ原発事故の際、行政当局がとった対応を事後的に評価してみると、効果的な災害対策の基本は以下のような点であることが指摘されました。
・万一の場合にきちんと機能する事前警告・警報システムの確立
・必要とされる汚染対策を迅速に、効果的に実施できる防災組織の構築
「評価報告書」は、国内の準備体制がチェルノブイリ原発事故の際、この2

図①-1　農業とトナカイ飼育に支払われた年間補償金の推移

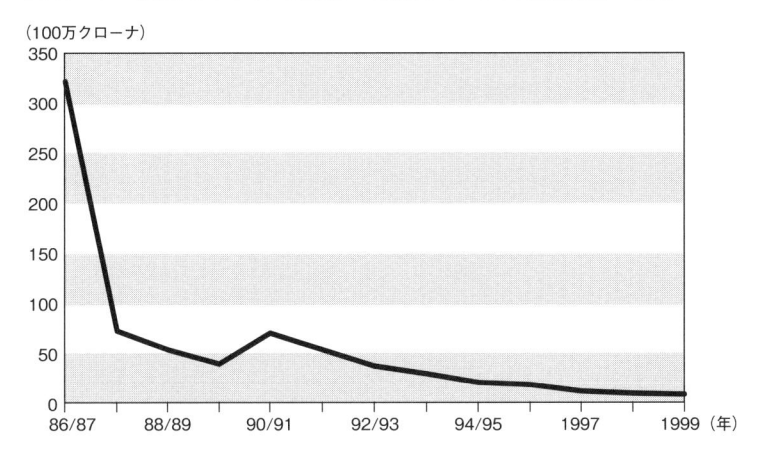

(100万クローナ)

```
350
300
250
200
150
100
 50
  0
   86/87  88/89  90/91  92/93  94/95  1997  1999 (年)
```

＊チェルノブイリ原発事故後
＊1995年/1996年は、会計年度の期間が変わったため18カ月分になっている

【出典：農業庁】

点とも機能しなかったと結論づけています。そのため、その後は事前通告・警報システムや防災組織が改善されることになりました。チェルノブイリ原発事故の経験によって、放射性物質が降下した場合、最良の方法で、迅速に対応することが重要だという認識が高まりました。

2節　役割分担と準備体制

> 　原発事故が発生し、放射性物質がスウェーデン国内に降下する事態が発生した場合は、次のことが必要になります。
> ・汚染状況を把握する（放射性物質の種類、量、被害を受けた地域）
> ・被害を予測する
> ・被害を軽減するための対策をする
> ・食物連鎖の各段階で放射性物質を監視する
> ・消費者と食料生産に携わる人びとに情報を提供する

●想定外の事故への備え

　チェルノブイリ原発事故後、国会と政府は、関係する行政当局に放射線防護のための体制を強化するよう要求しました。行政当局は、以下の調査結果を踏まえた国会の決議を受け、体制を改善しました。
・「原発事故への即応体制に関する調査報告書」および「深刻な事故に際して社会全体で講じるべき対策に関する法案（1991/92：41）」
・「脅威とリスクの調査報告書」および「平時における深刻な危機状況に対する即応体制に関する法案（1996/97：11）」（この法案の根拠となった調査報告書の中には、「放射性物質によって壊滅するスコーネ地方の農業」（SOU1995：22）という過激なタイトルの中間答申もあった）。

　現行の即応体制は、すでに起きた事故や、起き得ることが現時点で予想される事故だけを想定しているのではなく、現時点での想定を超えるような未曾有の事態が発生した場合でも適切に対応することを前提として構築されています。私たちの社会を脅威にさらすような緊急事態をすべて事前に予測すること

は不可能ですから、さまざまな事態に対応できる一般的な体制をまずしっかりと構築する必要があります。そのうえで、スウェーデン政府は特段の即応体制を築くことが不可欠を考えられる緊急事態の具体的事例をいくつか示しています。そのひとつが「放射性物質の降下」なのです。

　また、EUは「放射性物質が降下するような事態」への対応として、全加盟国に対して、原子力にまつわる緊急事態に備えた適切な対策をきちんと確立するとともに、その実施訓練を適切な規模で定期的に実施することを求めています。

●明確な役割分担

　原子力事故が発生した場合、原子力検査庁が放出された放射性物質の量や核種の内訳を推計します。気象庁は気象状況を基にしながら、放射性物質の拡散範囲や降下範囲を推定します。また、放射線防護庁は、放射線量を予測したり、大気中や地表の放射性物質の量を測定したり、短期および長期にわたる放射性物質の降下リスクを判断したりしながら、放射性物質の降下状況を明らかにしていきます。

　各々の関係部局はこのような業務を行ない、汚染対策決定の大前提となる重要情報を提供する責任を負いますが、平時における行政当局間の責任分担を組み替えるわけではありません。たとえば、農業やトナカイ飼育に携わる行政分野を管轄する農業庁や食品分野を管轄する食品庁は、緊急時においても担当分野の専門機関としての役割を担い続けます。

　つまり、責任関係が曖昧になることを避けるため、平時での責任分担や指揮組織、行政手段は、緊急事態においてもできる限り適用されるべきだと考えられています。

　県当局（この場合、中央政府の地方出先機関としての県）は、それぞれの県を管轄する責任を負い、農業庁をはじめとする中央省庁から支援を受けます。たとえば、農業庁は、農産物の汚染を抑えるための対策として、まず第一に県当局に勧告を通達するほか、必要に応じて、庁令などを通達します。庁令が必要になるケースとしては、たとえば通常は許可されていない飼料添加物の使用を認め、汚染対策が実行されるようにする場合です。また、不適切な対策が実行されるのを阻止したり、適切な対策がきちんと実行されるようにするためにも、庁令が必要となる場合があります。

　食品庁は、食品を通じた内部被ばくによる個人の被ばく線量を抑えるための対策を講じる責任があります。たとえば、販売される食品に許される放射性物

図②-1　中央行政当局委員会

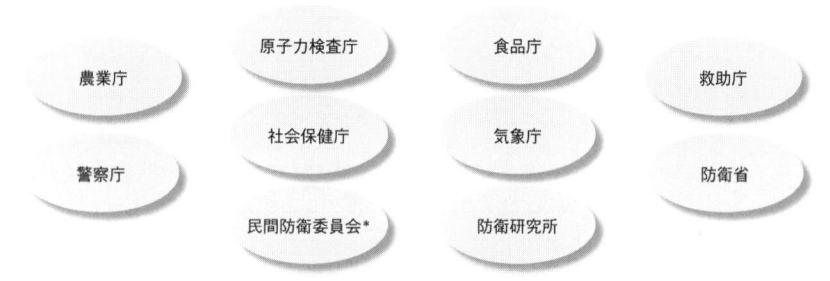

農業庁
原子力検査庁
食品庁
救助庁
社会保健庁
気象庁
警察庁
防衛省
民間防衛委員会*
防衛研究所

＊放射線防護庁の準備組織と連携している行政当局委員会を通して、中央の行政当局間のコーディネートが行なわれる
＊2002年に、民間防衛委員会（ÖCB）は、危機準備庁（KBM）に切り替わった

質の含有量の上限値、つまり基準値を規定する庁令を通達したり（**12節**参照）、食生活の上でのアドバイスを提供したり、食品の扱いに関する勧告を出したりします。

　行政当局は、政府から与えられた権限内で法令を通達することができます。権限の根拠となるのは、たとえば、動物愛護法、飼料についての法律、環境法典、食品法とそれに属する省令、そして、行政当局の出す通達などです。

　政府は、許可の範囲をさらに広めることができます。たとえば、経済的補償の実施機関を農業庁とする場合には、その権限を農業庁に付与する法令が発せられます（**11節**参照）。

　国の省庁は、測定を行って放射性物質の影響の規模を把握したり、汚染対策を決定する際の根拠となるデータを集める責任を負っています。

　食品加工業界と小売流通業界には、販売する食品が放射性物質の基準値を超えていないか検査をする責任があります。

　食品庁は、小売店で販売される製品を対象に抜き打ち検査を行なったり、輸入食品の検査を行なったりして、放射性物質が基準値を超えていないか監視する責任があります。チェルノブイリ原発事故の後、食品庁は、被災した県の自治体の環境衛生局と協働して、食品のサンプル採取や測定の大規模なプログラムを実施しました。

●測定の準備体制

　放射能汚染対策に携わるすべての関係者は、放射性物質がどれくらい降下し

図②-2 スコーネ県における自治体の放射線汚染度測定地点

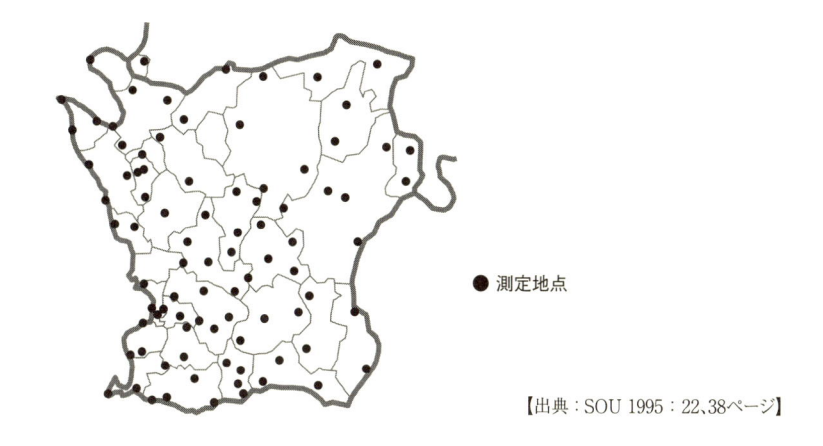

● 測定地点

【出典：SOU 1995：22,38ページ】

たかを把握しておく必要があります。

　放射性降下物の測定から得られたデータは、社会のさまざまな部門（たとえば農業部門）における汚染の影響や対策の必要性を判断するうえでの基礎となります。

　測定を実際に行なうのは、主に市や県、そして放射線防護庁が組織する放射線防護のための全国組織です。放射線防護庁は、防衛省や防衛研究所、6つの大学の原子物理学科、ストゥッツヴィーク原子力株式会社、そして原子力発電所と契約を結びながら、スウェーデン国内で測定を行なうための体制を整えています。いざという時にきちんと即応体制が機能するように教育、研究、訓練に平時から力を入れ、設備・器具も整備されています。

　全国40カ所に設置された観測所では、放射線量を継続的に監視し、通常よりも高い値が測定されたときにはただちに警報を発します。

　それぞれの市では、市内の2カ所から4カ所に測定地点を決め、7カ月ごとに測定を実施しています（図②-2）。

　その測定データによって、自然放射線量を含めた放射線の1年を通した変化がわかります。このデータを用いることで、放射性物質の降下後の放射線量の上昇が比較的少量であってもその変化を観測することができるのです。

● **汚染対策を講じるために必要な科学的知識**

　測定結果からわかるのはその時点での汚染状況です。その後は、農業や食品

加工業分野などへの影響を予測したり、必要に応じてその影響を減少させるための汚染対策を講じる必要があります。そのためには、科学的な研究結果を基盤にした知識が不可欠です。
　たとえば、
・さまざまな放射性物質が、牧草と他の農作物に直接付着した場合の影響。降下から間もない頃に植物に付着した放射性物質が、雨で洗い落とされたり、風で飛ばされることによる付着量の減少（**7節**）
・農作物の種類と土壌の特性によって、根による摂取にどのような差異が出るか（**10節**）
・栽培作物の組み合わせ（**8節**）
・食物連鎖の過程で、どのように放射性物質が移行するか（**9節・10節**）
・放射性物質の降下の影響は、季節によってどう異なるか（**10節**）
・さまざまな汚染対策の効果と費用（**13節〜16節**）

　原発事故対策のために蓄積された知見は、戦争で核兵器が使用された事態にも適応できます。

●情報発信の前提条件

　一般市民が必要とする情報をきちんと提供するには、放射性物質の知識があることが前提条件になります。放射性物質の降下によってスウェーデン国民が受ける影響がわずかなものであったとしても、情報の必要性が減少するわけではありません（**3節**）。政府がメディアに対して情報を迅速に提供したり、情報センターを開設することも重要な対策です。
　行政当局は「よくある質問100問100答」などの資料を作成しておくべきです。さらに、さまざまな対策の内容を広報し、適用する基準値を変更する場合には、その根拠をきちんと説明できるコミュニケーション能力も不可欠です。

●臨機応変な態勢を組織する

　行政当局やその他の組織が、被害を減少させるために行動を起こし対策を講じられるかどうかは、事態に即応して警戒態勢を強化することができるか、言い換えれば、状況に応じて組織やその活動を柔軟に改変していく能力を持っているかどうかにもかかっています。
　また、さまざまな関係団体・機関の間で、それぞれの責任分担と活動の目標

が明解に理解されていなければなりません。対策を講じるうえで法的な側面（経済的補償など）も明解でなくてはなりません。それぞれの状況にもっとも適した対策手段を選ぶことは責任の重い厳しい仕事なので、曖昧な部分があってはなりません。

●行動戦略と訓練

　原発事故後の放射性物質の降下によってどのような問題が生じるかは、科学的知識があれば予測が可能で、戦略を立てることができます。そして、行動計画は、それぞれの領域を管轄する省庁（たとえば農業庁と食品庁）、被災地域を管轄する当局（それぞれの県など）、産業界（農業や食品加工業の業界団体など）そして、他国と協力をしながら実地訓練する必要があります。

　放射性物質は、国境に関係なく飛来し降下するため、それぞれの政策領域や地域を管轄する行政当局間だけではなく、近隣の国々とも共通の行動戦略を構築する努力をするべきです。

　それぞれの国によって放射能汚染対策が異なる場合は、少なくともその理由をきちんと説明し、近隣国と足並みが揃っていないと誤解されないように努める必要があります。

　また、日常の訓練も必要です。各関係団体・機関は、実地訓練を通して、放射性物質の降下がどのような影響を社会に与えるか、自分たちに与えられた役割が何なのかを認識することができます。そのような状況に対応するためにどのような知識が必要になるかもわかってきます。予測が立たない状況下でも、必要な決定を下す能力が磨かれていきます。

3節　情報提供の重要性

●重大事件が起きた際の情報提供

　重大な事故や危機的な状況が私たちの社会を襲った場合、情報の提供が非常に重要になります。1990年代にスウェーデンで起こった事件には、客船エストニア号の遭難、ハッランド丘陵トンネルの工事現場有毒物質流出事件、ヨーテボリ市のマケドニア移民協会における放火などがあります。これらの事件が起きるたびに、情報提供の重要性がとりあげられてきました。

　社会のそれぞれの関係主体が協力し、互いに調整しながら決定を行なったり、行動したりするためには、行政当局の内部や当局間の情報の流れが明瞭で効率的なものでなければなりません。被害者は、自分が置かれた状況を把握し、自分でどのような行動がとれるかを判断するための情報が得られれば困難を乗り越えられる可能性が高まります。

　行政当局は、ときに、国民に不安を与えることを危惧して、情報発信を躊躇する場合があります。しかし、各種の研究報告によれば、通常、情報発信によってパニックの発生を恐れる根拠はなく、むしろ多くの場合、十分に情報が得られないことが、大きな不安を呼び起こすのです（図③－1）。

　とりわけ、情報の意図的な隠蔽は、行政当局に対する信頼を致命的に低下させかねません。

　危機的状況あるいは脅威的な状況というものは、どれをとってもその一つひとつに特異性があるため、どのように人びとが反応するのか、どのような情報が要求されるのかを正確に予測することは不可能です。

　しかし、放射性物質が降下するような状況では、正確で十分な情報が何よりも求められます。その理由は3つあります。

　1つ目は、多くの人は、放射線とその影響についてほとんど知らないためです。
　2つ目は、異なったグループによって情報の必要性が違ってくるため、明解

図③-1　食品庁前でデモが行なわれた

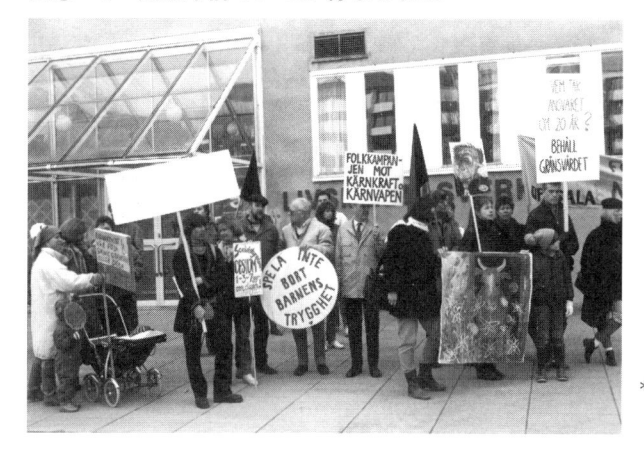

＊食品庁理事会が食品基準値を決定する際（食品庁提供）

に説明し、人びとの情報に対する要求を満たすことがむずかしい可能性があるからです。

3つ目は、放射性物質の降下に関連して伝えるべき情報の中には、誤解がないように説明し、その背景を明確にすることがむずかしいものもあるからです。

●チェルノブイリ原発事故の際の情報提供

チェルノブイリ原発事故によって被災した直後のスウェーデンにおける行政当局の対応は、「情報をめぐる大混乱」として後々まで揶揄されることとなりました。国民は、自らが置かれた危機的状況を自分で判断したり、その脅威に対処したりすることが不可能であるため国の専門当局、専門家、メディアを頼りにするしかありませんでした。そのため、行政当局に課せられた情報提供という役目は大きな困難をともなうものでした。

行政当局が直面した問題は、2つありました。

1つ目は、行政当局自体が状況を完全に把握していない態勢の中で、同時に多方面から寄せられる情報ニーズを満たさなければならなかったこと。

2つ目は、情報を明確に伝えると同時に、それぞれの地域の状況に則した情報をタイムリーに提供しなければならなかったこと。

チェルノブイリ原発事故の際の情報発信をめぐる問題点は、数々の報告書の中で分析されています。

チェルノブイリ原発事故以降、危機におけるさまざまな意味での情報発信の重

要性が注目され、情報発信のやり方を改善していく作業が続けられてきました。

　各種の報告書は、重大な事件が起きた際、情報発信をどのように行なえばよいのかの貴重な参考資料となっています。危機の際に発信される情報が効果的であるためには、情報が明瞭で、要求に応じたものであり、一元的で、対象とする人びとに則した内容であるべきです。

●放射線のリスクに関しての情報

　放射線は、私たちの五感で感じとることはできません。それゆえ、放射線が放出される事故が起きたときには、それがどの程度深刻なのか、どの地域が危険なのか、どれぐらいの期間放射能汚染が続くのかを把握するために、公表される測定結果や情報に頼るしかありません。しかし、一人ひとりの状況に即して、最悪の状況は過ぎたというような情報を提供することはとうてい不可能であるため常に状況の把握は不確実なものだという受け止められ方をします。情報を整理したり、状況に対して臨機応変に対処することはとても困難な課題なのです。

　情報発信は、一般の人びとの放射線に関する知識が乏しいことによってさらに困難になります。それと同時に、放射線の危険性に関して間違った情報が出回ることもあります。自ら専門家と名乗る人がメディアで間違った発言をすると誤解をさらに助長させます。一般の人びとは、どの情報を信じてよいのかわからなくなります。

　放射線の危険性に関して誤解がある一方で、専門家と素人の間ではリスクについての考え方が異なる傾向にあります。専門家はリスクを技術的に解説しますが、一般の人びとがリスクの把握をする際には、たとえば、自分がリスクを主体的に選択したと感じているかどうか、リスクをコントロールできると考えているか、リスクを引き受けることによって将来にどのような影響が考えられるのかという点が重要になります*。

(訳者注：たとえば、海外旅行のために航空機に長時間乗ると宇宙線による被ばくを受けるが、これは自分から進んで受け入れているリスクである。)

　リスクが、自ら選択したものではなく、コントロールが困難で、その影響が将来にわたって長く続くと判断している場合ほど、リスクが大きく感じられる傾向があります。

　リスクに関する説明はとてもむずかしいために、一般的によく知られているリスクと放射線のリスクを比較して説明する方法が採られることがあります。ただし、専門家と素人では、比較対象とされるリスクの受け止め方が異なる場合があ

り、どのリスクを比較対象として選ぶかを慎重に考える必要があります。

比較対象とするリスクは、たとえば食品の残留農薬や大気汚染のように、数値で機械的、統計的に表現することが可能な特質を持ったもので、自分から主体的に選択したリスクではないものを採用すべきです。

●グループによって異なる情報ニーズ

グループによって異なる情報ニーズを持っています。たとえば、消費者と農家と食品加工メーカーでは抱く疑問もニーズも異なります。また、おなじグループの中でも、状況の把握の仕方や、信頼をおいている情報源の種類、さらには汚染対策への積極性などが大きく異なる場合があります。

行政当局は、マクロの視点で全体像を見がちですが、個人は、自分の日常生活に起きている問題点から状況を把握します。そのためにどの問題が最優先の課題なのかという点で、おうおうにして見解が異なってくるのです。

通常、迅速で正確な情報を発信することが優先されますが、チェルノブイリ原発事故の経験から明らかになったのは、行政当局からの一方的な情報発信だけでなく、双方向で情報を共有し合うことで、行政当局や関係機関にも情報が入ってくるシステムの重要性でした。

行政が適切な情報を発信するためには、人びとが状況をどう把握しているのか、どのような情報ニーズを持っているのかを把握する必要があります。実際、チェルノブイリ原発事故以降、農業委員会と全国農業従事者連盟の各支部は、行政当局に農家のさまざまなニーズを情報提供するようになりました。

●情報の複雑性

危機的な状況においては、グループによって異なった情報に対するニーズがあるため、情報をどのように発信するかが問題になるケースがあります。たとえば、ハッランド丘陵のトンネル工事現場で発生した有害物質流出事件では、地元のボースタード市が、その問題に直面しました。

ボースタード市は、被害を受けた市民に対しては事実に基づいたリスク情報を提供しなければならない一方で、それ以外の地域の人びとに対しては、よけいな恐怖心をあおり立てることによってボースタード市の農作物が敬遠されることがないよう配慮する必要がありました。

原発事故でもおなじようなジレンマがあります。牛乳の質を一定水準に保つためには大規模な汚染対策を農家にうながす必要性があるのと同時に、不安を

抱く消費者に安心させる情報を発信する必要があり、この2つは大きく対立します。

異なる目的のために発信された情報は、ダブルスタンダード（相反する情報）だと簡単に受けとられる場合があります。

さらに、どの立場から汚染対策を講じるか、といった別の問題もあります。

ある対策は、個人的リスクを判断した上で決定される一方で、別の対策はあるグループ全体や国民全体にとっての集団的リスクに配慮して決定されます。

畜産農家や酪農業者の立場からは、なぜ基準値を超えた牛乳を汚染されていない牛乳と混ぜて放射能の濃度を下げることが有効な対策ではないのか理解しにくいのです。確かに、薄めることで牛乳一本あたりの放射能濃度は低くなり基準を満たせるでしょうが、社会全体としてみると市場に出回る放射能の総量は変化しません。行政当局は個々人のリスクだけでなく集団的リスクにも配慮しているため、基準値以上の牛乳は廃棄処分し、放射能をできるだけ拡散させないことを目指しています。

行政当局が十分な理由を説明することなく新しい通達を出したり、基準値を変更したりすれば、人びとは混乱してしまいます。

●情報提供の効果を検証する

1986年秋、チェルノブイリ原発事故後、原発事故の影響についての市民の理解を高めるために「チェルノブイリの後」というパンフレットを国内の全世帯に配布するというキャンペーンが実施されました。パンフレットの内容は、スウェーデンに放射性物質が降下した原因やその影響について、事実に基づいて客観的に説明したものでした。

その後、市民がこのパンフレットをどのように受け止めたかの、調査が行なわれましたが、調査結果によると、放射線の単位を知っている人はほんの少数でしたが、放射性セシウムの食品基準値については、1kgあるいは1ℓ当たり300ベクレルであることを約半分の人が知っていました。パンフレット配布の前後、またパンフレットを読んだ人と読まなかった人との間では、食品基準値を知っていると答えた人の割合に大きな差はありませんでした。

この調査には批判も寄せられました。放射線に関する市民の知識を問う質問に、数字や概念を尋ねる項目が多く、不適切だという批判でした。数字や概念を知っているかどうかは知識を測る上での1つの尺度ではありますが、この調査のより重要な目的は、人びとが放射線をどのようにイメージしているのかと

いう点や、情報が彼らの行動をどのように左右したかという点を把握することにあったからです。

チェルノブイリ原発事故後に、さまざまなグループに対して継続的に行なった追跡調査によると、食品の扱い方についての情報提供は、放射性物質で汚染された地域の住民にとって大変役立ったことが明らかになっています。たとえば、狩猟を趣味とする家族への聞き取り調査から明らかになったのは、高濃度の土壌汚染の地域に住んでいる人びとは、健康リスクが他の地域より高いことを理解しており、従来の生活習慣と食生活を他の地域の人たちより大きく変えていたという事実でした。

●情報の混乱

行政当局が情報を率先して発信することが重要です。今日、人びとはさまざまな情報源から発信される大量の情報にさらされています。チェルノブイリ原発事故の際に、各メディアが報道した行政当局の発表を分析した調査があります。それによると、行政当局が直面した問題は、情報発信のあり方ではなく、他の情報源と競合せざるを得なかったり、ときには、他の情報源に否定されたりしたことでした。

1986年以降の情報技術の発達によって、現在では、情報発信の競争がさらに激しくなっています。

緊急時の情報提供について、最近の研究でさかんにとりあげられるようになったのは、さまざまな情報源に対する信頼性と信用をめぐる問題です。そこでは、多くの研究者が、信頼を築くには時間がかかるが、失うのは早いと指摘しています。

人びとは、情報を受け止めるとき、その発信者が誰か、そして、その人の目的は何かということを考えながら、その情報を評価します。

また、情報というのは文書や記者発表だけを通して発信されるわけではなく、「行動を通じても発信される」という点は特筆に値します。

つまり、行政の対応そのものが、彼らの態度や考え方を表現しており、それが国民に対して明確なメッセージ性を持っているという指摘です。ですから、国民のことに無関心で不誠実だと受けとられるような対応をすると、国民とのコミュニケーションが困難になる恐れがあります。

4節 ふたたび原発事故が起きたら

　原子力事故が農業・畜産業や食品加工業に与える影響は、さまざまな要因に左右されます。その中でもっとも重要な要素は、放出された放射性物質の量とその核種、原子炉からの距離、天候、事故が起きた季節です。

　原発事故の中でももっとも深刻な事態は、炉心溶融（メルトダウン）です。つまり、核燃料の冷却ができなくなり、全体、あるいは一部の核燃料が溶解し、高い放射性を持つ灼熱した塊になることです。溶解した核燃料からは大量の放射性物質が放出されます。原子炉格納容器まで損傷を受ける事態になれば、放射性物質が大気中に放出されます。そのため、炉心溶融が起こらないように、炉心を冷却し、中性子の流れを制御する防護システムがいくつも設置されています。それらのシステムはそれぞれ独立して機能するように設計されています。

●近い距離に立地する外国の原発

　ロシアと東欧諸国は、原子力のエネルギーに大きく依存しています。これらの国々は、経済的な理由から、外国からの援助がなければ原発の安全性を西欧の水準まで高めることはできないとみずから認めています。

　北欧が原子力事故対策を立てるうえで、非常に注視すべき3カ所の原発があります。リトアニアのイグナリナ原発、ロシア西部のサンクトペテルブルグに近いレーニングラード原発、コラ半島の古い原子炉2基がそれで、これらの原発に関しては、スウェーデンも積極的にかかわりながら安全性の改善対策が続けられていますが、今でも事故のリスクが比較的大きい原発と評価されています。

　外国の原発はスウェーデンからかなり離れた場所にあるので、重大な事故が起きても、放射線量の水準は急性の放射線障害をもたらすほど高くならないでしょう。しかし、とくに放射性物質のヨウ素とセシウムによって食品が汚染され、大きな問題になる可能性があります。

　放射性物質の降下が非常に少ない場合でも、牛乳に含まれる放射性物質の濃

図④-1 ヨーロッパに存在する原発

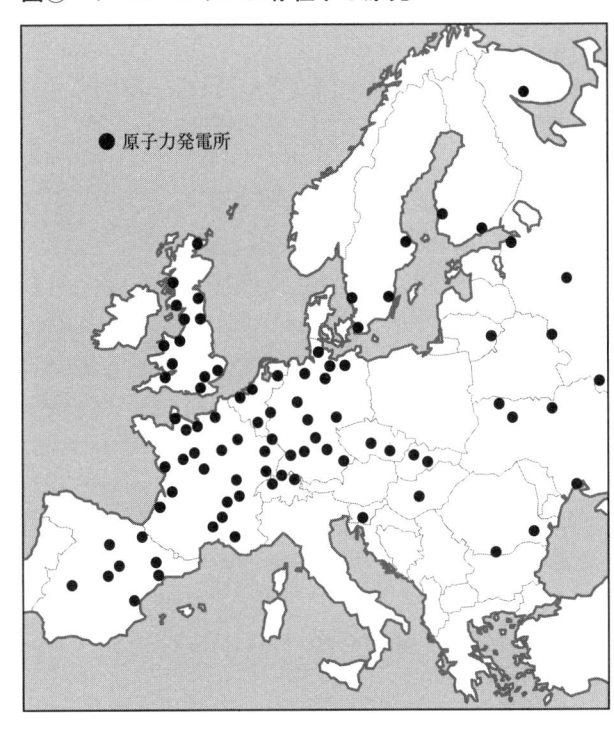

● 原子力発電所

それぞれの原発に
一基もしくは数基の
原子炉がある。

【出典：IAEA 1998年】

度は、基準値を超えるほど高くなり、飲用として利用できなくなる場合もあります。放射性物質の降下が家畜の放牧期と重なる場合は、地表の放射能汚染が1 m^2 当たり1万ベクレルを超えると、家畜を畜舎内で飼う必要が出てきます。

とくに乳牛の飼育においてその対策が必要です。たとえば、チェルノブイリ原発事故の際、もっとも深刻な被害を受けた国内の地域では、地表の放射能汚染の値が局所的に1 m^2 当たり最大で20万ベクレルに達しました。

チェルノブイリ原発より近い距離の範囲に100基ほどの原子炉があり、ヨーロッパ全体では約90カ所の原子力発電所、原子炉の数では全部で200基を超えています（図④-1参照）。

● スウェーデンの原子力発電所

現在では、スウェーデンの原子炉は、重大な事故が起きた際に備えて放射性物質の放出を低い水準に抑える装置と防護システムが備えつけられています

図④-2　フィルターシステムの構造

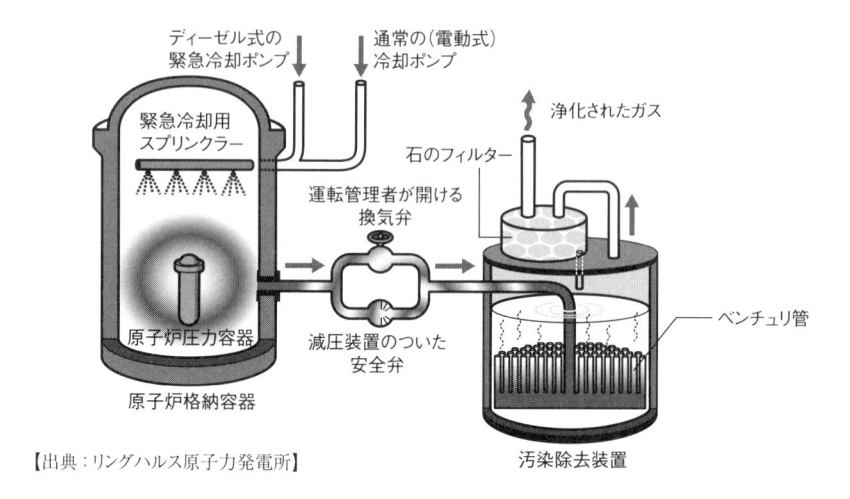

【出典：リングハルス原子力発電所】

（**図④-2**）。もし、深刻な事故が起き、格納容器内が高圧になった場合は、事故フィルターという防護システムが格納容器の圧力を緩和させ、放出物をろ過します。

　この防護システムに要求される安全基準は、炉心溶融を含むあらゆる事故の際に、炉心から放出した放射性物質のうち外部に放出される物質を0.1％以下（希ガスを除く）に低減することとされています。

　原子力検査庁はリスクの全体像を明確にするため、スウェーデンにある代表的な原子炉で重大な事故が発生した場合に放出される放射性物質がどれくらいになるかを発表しています。ここでは、放出を抑制する防護システムが目的どおり機能した場合と、機能しないために想定できる最悪の事態に至った場合の2つのケースを想定しています。

　食料生産に限って見てみると、これまでに行なわれた影響評価では以下のように予測されています。

- 原子力業界の推計では、放出抑制のための防護システムが完全に機能した場合、放出物がほぼ希ガスだけになるため影響は比較的小さい。
- 食料生産は、事故の起きた原子炉から数十km内で影響を受けるが、非常に小さい規模にとどまる。
- 防護システムが機能したものの「放射性物質の放出を0.1％以下にとどめる」という要求基準をかろうじて満たすことしかできなかった場合、原子炉か

ら近いところでは雨が降った際に放射性ヨウ素による地表汚染が大きくなる。
- 放射性物質の放出が放牧期と重なった場合は、原発から数百 km の範囲で放牧を制限する必要がある。牛乳の放射能濃度を基準値以下に抑えて商品として販売するためには、放牧期のあいだ、牛舎で飼い、代わりの飼料を与える必要がある。ある地域では、葉物野菜を廃棄しなくてはならない。しかし、翌年の収穫には影響はない。
- もし、放出を抑制する防護システムが機能しなかった場合は、相当大きな被害が予想される。大量の放射性物質が地表を汚染し、食品を通じた内部被ばくをもたらす。数百 km^2 の広範囲の地域が大量の放射性セシウムで汚染され、10 年以上にわたって使用できなくなる可能性がある。

セシウムとヨウ素の除去が最重要

　フィルターシステムを通過する放出物には、ヨウ素やセシウムからなる微粒子やガス状のヨウ素、放射性の希ガスが含まれています。放出物のうち、ヨウ素やセシウムの微粒子は水槽中の水に捕獲されます。また、この水には化学薬品が加えてあるため、ガス状のヨウ素はその薬品と反応して溶解性の化合物を形成し、水中に留まります。

　ヨウ素とセシウムは、原発事故にともなう地表汚染の原因物質の大部分を占めるため、すぐに除去する必要があります。一方、放射性の希ガスはフィルターシステムでは捕獲することができませんが、大気中ですぐに減衰するので大きな影響を与えることはありません（出典：リングハルス原子力発電所）。

2章
放射線と
放射性降下物

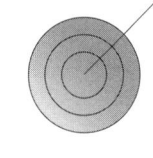

放射性物質の原子核は不安定で、電離放射線を発しながら崩壊します。
この章の5節では、電離放射線とは何か、そしてどのように発生するかについて説明します。
放射性物質が食物連鎖の中に入り、食べ物や飲み物を通じて最終的に人体に達した場合、
皮膚や衣服といった防護を回避して人体内部に入り込むことになります。
そして、電離放射線を発し、人体細胞を傷つけるのです。
放射線が人体に与える影響については6節で説明します。
原子力事故が起きた場合、放出される放射性物質の量や種類はさまざまです。
大気中に拡散し、農業地帯に降下することもありえます。
そうなれば、作物が直接汚染されたり、
汚染された土壌から作物が根を通じて放射性物質を吸い上げる可能性もあります。
これについては7節でくわしく説明します。

5節　電離放射線とその放射線源

●電離放射線

　1つの元素はいくつか異なる形で存在し、これを同位元素（アイソトープ）と呼びます。一部のアイソトープは安定しているのに対し、一部は放射性を持っています。

　「放射能」「放射性がある」（ラジオアイソトープ）という表現は、ある物質や物体が電離放射線を発する能力を持つことを意味しています。放射性物質は不安定な原子核（放射性核種）を持ち、それが電離放射線を発しながら崩壊していきます（放射性崩壊といいます）。

　放射能は、放射線源の強さを測る指標であり、ベクレルという単位で表されます。ある放射性物質が1秒間に崩壊する原子核の数で示されます。放射能は一般に、1 kg当たりのベクレル（ベクレル/kg）、1リットル当たりのベクレル（ベクレル/ℓ）、1 m^2 当たりのベクレル（ベクレル/m^2）、1立方メートル当たりのベクレル（ベクレル/m^3）などで表現されます。

●電離放射線

　電離放射線とは、照射を受けた物質が持つ電子をはじき出す（つまり電離させる）ことができるほど強いエネルギーを持った光線です。電離放射線は人体や動物、植物などが持つ生体細胞の中にある物質を電離させることによって破壊します。

　電離放射線について「放射能を持った放射線」という表現が使われることもありますが、これは正しくありません。放射線そのものは放射能を持たないからです。放射線の発生源である物質が放射能を持っているのです。

　目に見える通常の光も電離放射線とおなじく光線ですが、物質を電離させる能力は持っていません。しかし、私たちの視覚で捉えることはできます。赤外線も

電離放射線

●アルファ線（α線）

放射性物質の崩壊によって放出されるヘリウム原子核（2つの中性子と2つの陽子）のことであり、通常はアルファ粒子、またはアルファ線と呼ばれる。

アルファ粒子は空気中では数cmほどの距離に到達するものの、硬い物質でできた薄い層、たとえば紙や人体の表面を覆う皮膚表皮などで遮られてしまう。このように、アルファ線の到達範囲は非常に短い。しかし、崩壊にともなってアルファ粒子を発する放射性物質が体内に入った場合には、崩壊が起きた場所周辺の人体組織を大きく傷つける恐れがある。

アルファ線を発する放射性物質には、プルトニウムなどがある。

●ベータ線（β線）

電子であり、空気中では数十m、生体組織の中では数cmの距離に到達する。

ベータ線は厚い衣服や窓で遮ることができる。到達範囲はかなり短いものの、体外から発せられたベータ線は体表に近い内部組織にまで到達する。体内にとりこまれた放射性物質が崩壊し、ベータ線を出した場合、遠くにある人体組織も傷つける恐れがある。

ベータ線を発する放射性物質には、ヨウ素、セシウム、ストロンチウムなどがある。

●ガンマ線（γ線）

電離能力を持つ電磁波であり、空気中では数百mまで到達する。

ガンマ線は到達範囲が広く、透過力も強いため、遠く離れた場所からも体内に達する可能性がある。厚い層や壁のうち、重い物質でできたものであれば、ガンマ線の大部分を遮断することができるが、鉛では5〜10cm、コンクリートでは25〜50cm、水であれば50〜100cmの厚さが必要となる。

原発事故において一番多くの被ばく線量を与えるものはガンマ線である。ガンマ線を発する放射性物質の代表は、ヨウ素とセシウムである。

物質を電離させることのない光線ですが、熱として感じることができます。

電離放射線は、これらの例とは対照的に人の感覚を通じて捉えることができません。ただし、測定機器を使えば観測できますし、非常に微量の放射性物質から発せられる電離放射線を測ることができます。電離放射線にはいくつかの種類があり、粒子からなるアルファ線やベータ線や、光とおなじように電磁波からなるガンマ線があります。

● 被ばく線量

被ばく線量という言葉は、さまざまな意味で使われます。簡単に説明すれば、被ばくによって人体が受けた放射線エネルギーの量を表す場合がもっとも一般的です。これは「吸収線量」を指します。放射線は、核種が異なれば生体細胞や器官に与える影響も異なるので、この点に考慮して被ばく線量という用語を使う場合は等量線量（単位はシーベルト）を指します。

被ばくの影響は人の体内器官によって大きく異なります。複数の器官や全身が被ばくした場合の危険性をひとつの指標で示したいときには、それぞれの器官が受ける影響の違いを加味した上で、たとえば、「人体全体が受ける被ばく量」といった代表的な指標を用いる必要があります。この場合は「実効線量」を指しています。

「周辺等量線量」は RNI10 や SRV2000 などの線量計で計測することができます。単位はシーベルト（Sv）が用いられます。1シーベルトは非常に高い被ばく量なので、線量計ではミリシーベルト（mSv）やマイクロシーベルト（μSv）という単位で表示します。1シーベルト＝1000ミリシーベルト＝100万マイクロシーベルトです。

人が受ける被ばく線量は、被ばく時間と放射線源からの距離によって決まります。つまり、被ばくの時間が短く、放射線源からの距離が遠いほど被ばく線量は少なくなるのです（図⑤-1）。単位時間当たりに吸収される放射線のエネルギーは、線量率と呼ばれます。線量計は線量率（周辺等価量率）も計測し、毎時ミリシーベルトや毎時マイクロシーベルトという単位で表現します。スウェーデンの自然放射線は1時間当たり約0.1～0.2マイクロシーベルトです。

被ばくした場合によくあるのは、体全体が不均一に被ばくし、被ばく量が各器官で異なることです。人体の一部やある特定の器官だけが被ばくした場合は、その被ばく線量を加算して全身線量、つまり実効線量に換算します（次ページ枠内の説明を参照）。一般的に「被ばく線量」という言葉を使うときにはこのことを

図⑤-1　放射能の強さと被ばく線量

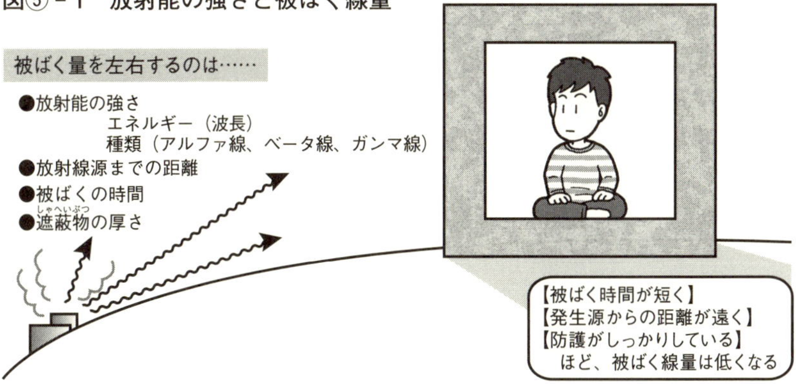

被ばく量を左右するのは……
●放射能の強さ
　　　エネルギー（波長）
　　　種類（アルファ線、ベータ線、ガンマ線）
●放射線源までの距離
●被ばくの時間
●遮蔽物の厚さ

【被ばく時間が短く】
【発生源からの距離が遠く】
【防護がしっかりしている】
　ほど、被ばく線量は低くなる

指しています。実効線量は、晩発性障害（ガンや遺伝子の変化）が発症するリスクを示す指標となります。実効線量がおなじであれば、全身が均一にあるいは不均一に被ばくしたかどうかにかかわらず、おなじ大きさのリスクを示します。

集団被ばく線量は、被ばくした集団に属する人びとの被ばく線量（実効線量）の平均に、その人数を掛け合わせたものです。数字としては、その集団に属する全員の被ばく線量の合計と一致します。集団被ばく線量は、その集団のうち何人の人が晩発性障害を発症するかを予測するときの基礎となります。

３つの基礎的な被ばく線量の概念

- **吸収線量**──被ばくした人体が受けた放射線エネルギーの量を体重１kg 当たりで示したもの。単位はグレイ（Gy）。１グレイは１kg 当たり１ジュール（J/kg）のエネルギーに相当する。
- **等量線量**──種類の異なる放射線（たとえばアルファ線、ベータ線、ガンマ線）の生物学的影響（危険性）が異なることを考慮した、放射線エネルギーの量を示す指標。さまざまな人体器官への限度値を示す際などに用いられる。単位はシーベルト（Sv）。１シーベルトは、器官の重量１kg 当たり１ジュール（J/kg）のエネルギーに相当する。
- **実効線量**──放射線エネルギーの量と各種放射線の危険性だけではなく、それぞれの人体器官の放射性に対する感受性が異なることを考慮した指標。単位はシーベルト（Sv）。１シーベルトは、器官の重量１

図⑤-2　外部被ばくと内部被ばく

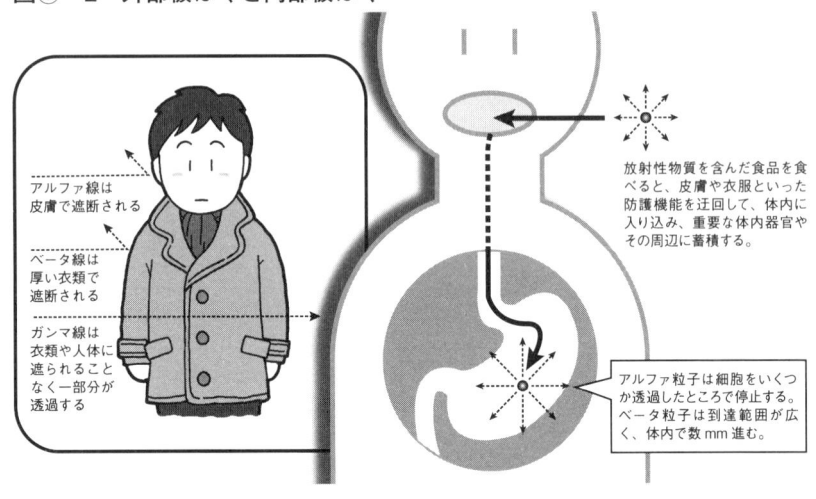

アルファ線は皮膚で遮断される

ベータ線は厚い衣類で遮断される

ガンマ線は衣類や人体に遮られることなく一部分が透過する

放射性物質を含んだ食品を食べると、皮膚や衣服といった防護機能を迂回して、体内に入り込み、重要な体内器官やその周辺に蓄積する。

アルファ粒子は細胞をいくつか透過したところで停止する。ベータ粒子は到達範囲が広く、体内で数mm進む。

kg当たり1ジュール（J/kg）のエネルギーに相当する。実効線量は測定機器を用いて測定することはできない。

●被ばくの経路

　体外に存在する放射線源、たとえば、放射能を帯びた雲や地上降下物によって被ばくする場合、これを外部被ばくと呼びます。外部被ばくにおいてとくに注意すべき放射線は、ガンマ線です。ガンマ線は、粒子からなるアルファ線やベータ線などの放射線とくらべて到達範囲が広いためです。これに対して、体外の放射線源から発せられたアルファ線であれば皮膚によって遮断されますし、衣服や靴があればベータ線から身を守ることもできます。

　放射性物質を呼吸や汚染食品などを通じて体内にとりこんだ場合は、内部被ばくの危険があります。体内に入った放射性物質がアルファ線やベータ線を放射し、その短い到達距離にもかかわらず、放射線エネルギーを体内組織にピンポイントで高率で照射します（図⑤-2）。

　食品は生産された場所とは異なる場所で消費されることがほとんどですから、放射性降下物によって直接的な被害を受ける地域だけに限らず、それ以外の地域に住む人びとも汚染された食品を食べて、内部被ばくする可能性があります。地上に降下した放射性物質の一部はその後数年から数十年にわたって地

図⑤-3　半減期

放射能の減少
(時間0での量を100として)

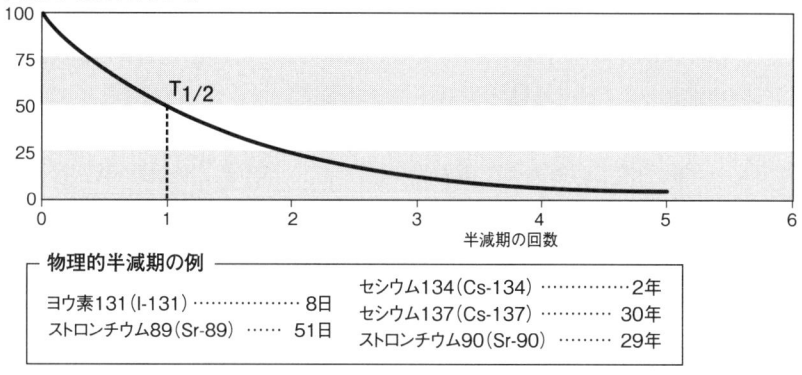

T₁/₂

半減期の回数

物理的半減期の例
ヨウ素131(I-131) ……………… 8日
ストロンチウム89(Sr-89) …… 51日
セシウム134(Cs-134) …………… 2年
セシウム137(Cs-137) ………… 30年
ストロンチウム90(Sr-90) ……… 29年

上に残留するため、食品汚染も長期にわたる恐れがあります。

●半減期について

■物理的半減期

　放射性物質に含まれる原子の数の半分が崩壊するまでの時間を、物理的半減期と呼びます（図⑤-3）。半減期は物質によって長さが異なります。半減期の短い物質は放射能の減少が早いのに対し、半減期の長い物質になると放射能の減少に時間がかかります。
　半減期は物質によって非常に大きく異なります。そのため、ある放射性物質の放射能はほぼ瞬時に消えてしまうのに対し、別の物質の放射能は長く持続します。食物連鎖によって長年にわたって移行を繰り返し残留し続けることもあります。半減期が30年である放射性セシウムは農作物に何十年間にわたって存在し続け、とくに森で収穫されるヘラジカ、ノロジカ、トナカイ、キノコ、湖沼の魚、ベリーなどへの残留が深刻です。

■生物学的半減期

　食べ物や飲み物を通じて体内にとりいれられた放射性物質は、体内で代謝される速度が核種ごとに異なります。体内に残った放射性物質の量を表す場合にも、半減期という概念を用いることができます。これを生物学的半減期と呼び

ます。生物学的半減期は、生物学的なプロセスを通じてその放射性物質の量が変化する速さを示しています。

食べ物や飲み物、空気などを経由して体内や器官にとりいれられた放射性物質は、徐々に体外へ排出されていきます。食べ物などを経由して新たに放射性物質を体にとりこむことがなければ、最初にとりいれられた放射性物質は、生物学的半減期がすぎた時点でその半分の量が体内や器官に残っていることになります。年齢や性別、その他の個人的な要因によっても生物学的半減期は異なります。そのため、物理的半減期のように正確な値を示すことができません。

■実効半減期と平衡水準

体内の放射性物質の量は、物理的な崩壊と体内からの排出によって減少していきますが、その両方を考慮に入れた指標が実効半減期（T_{eff}）です。生物学的半減期（T_{phys}）と物理学的半減期（T_{biol}）を用いて表現できます。

つまり、$\dfrac{1}{T_{eff}} = \dfrac{1}{T_{phys}} + \dfrac{1}{T_{biol}}$ となります。

このように物理学的半減期と生物学的半減期の2つがあり、体内の放射性物質の濃度は、少なくとも2つの半減期のうち小さい方とおなじ速度で減少していきます。大部分の動物の生物学的半減期は、人の成人の生物学的半減期よりも非常に短いとされ、実効半減期も短いのです。

物理的半減期が長い放射性物質でも、動物の生物学的半減期が短いことを利用して、たとえば、屠殺をする前に、汚染されていない飼料を一定期間与えることで、体内に含まれる放射性物質の量を減らすことができます。生物学的半減期が物理的半減期にくらべて非常に短い場合、実効半減期は生物学的半減期とほぼおなじになります。セシウム137は人にとっての生物学的半減期が物理的半減期のわずか1％ほどであり、大部分の動物にとっての生物学的半減期は1％未満です。そのため、セシウム137の物理的半減期は30年もあるにもかかわらず、たとえば牛の体内での実効半減期は半月から1カ月に過ぎません。

牧草などの飼料を長期にわたって食べる動物は、汚染された飼料からの放射能汚染が問題になりますが、一定期間が過ぎるとある平衡状態に達し、体内に含まれる放射能が最大となります。平衡状態とは、汚染された飼料を通じた放射能のとりこみと、放射性物質の崩壊と体外への排出による放射能の減少とが等しくなる状態です。飼料の汚染が深刻であれば、平衡状態のレベルも高いことになります。動物の体内における放射能の蓄積は初期に急激に進み、実効半

減期に相当する時間のあいだに、平衡状態の約3分の2の水準にまで早くも達します。実効半減期に相当する時間がさらに過ぎる頃には、蓄積の最大値にほぼ達します。

■生態学的半減期

　農地や自然界を汚染した放射性物質は時間とともに場所を移動していきます。たとえば、地上の植物の上に降下した放射性物質は、雨で洗い流されて土壌に浸透し、その後、植物の根を通じて吸い上げられたり、土壌中のミネラルの粒子に吸着します。そのため、植物や動物の内部にとりこまれる放射性物質の濃度は、進行していく生態学的プロセスしだいで、時間とともに上昇することもあるし、減少することもあります。

　食物連鎖を通じて人の体に入るさまざまな放射性物質の量は、放射性物質が自然界でどのように移動していくのか、食物連鎖の中でどのように吸収され排出されていくのか、物理的な崩壊によってどのような速度で消滅していくのかによって左右されます。植物の根の付近に存在し、根によって吸い上げられる可能性のある放射性物質の量は、多くの場合、降下から間もない頃に急速に減少します。しかし、数年も経つと非常にゆっくりとした速度で減少が続いていきます。

　ある一定の地域の、たとえば動物やベリーなどの植物に含まれる放射性物質の量が半分になるまで減少する時間を指して、しばしば生態学的半減期と呼ばれます。物理的半減期が長い物質の場合、生態学的半減期は降下から間もない頃はかなり短いのですが、それから数年経ったあとは非常に長期間にわたります。

　1950年代から60年代にかけて行なわれた大気圏核実験や1986年のチェルノブイリ原発事故によって降下した放射性物質によって、牛乳に含まれるセシウム137の濃度が変化しました。その推移を観察すると、生態学的なプロセスがその濃度の長期的な変化の鍵を握っていることがわかります。

　スウェーデンの牛乳に含まれるセシウム137の濃度は、これらの放射性物質が降下したあとも飲料用や食用としては十分に低い水準でしたが、降下から2～3年が経つとその減少率が非常に緩やかになりました。実際よりも非常に多量の放射性物質が降下したと想定した場合、セシウム137の物理的半減期が非常に長いことに加えて、自然界の中にも長期にわたって存在し続けるために、問題は長いあいだ続くことになります。

図⑤-4　さまざまな放射線源から浴びる放射線の割合

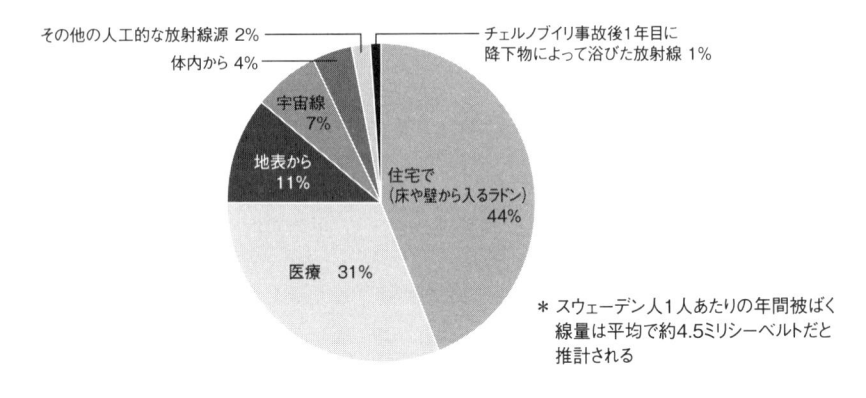

その他の人工的な放射線源 2%
体内から 4%
宇宙線 7%
地表から 11%
住宅で（床や壁から入るラドン）44%
医療 31%
チェルノブイリ事故後1年目に降下物によって浴びた放射線 1%

＊スウェーデン人1人あたりの年間被ばく線量は平均で約4.5ミリシーベルトだと推計される

　一方、畜産業においてはこのような問題をかなりの程度回避できます。セシウムなどの放射性物質の生物学的半減期が比較的短いため、屠殺する前の一定期間放射能で汚染されていない飼料を与えればよいのです（**14節**参照）。放射性セシウムの生物学的半減期は短いため、家畜の体内の濃度は急激に減少します。

●私たちをとりまく放射線環境

　放射線は、私たちをとりまく環境の一部となっています。放射線は宇宙からやって来るし（宇宙線）、地表からも発せられるし、私たちの体からも放出されています。これは自然放射線と呼ばれるもので、スウェーデン人の年間被ばく線量は平均で約1ミリシーベルトです。

　しかし、図⑤-4が示すように、これは私たちが通常、1人当たり1年間にスウェーデンで被ばくする線量のわずか4分の1に過ぎません。地表から住宅に入ってくるラドンによる被ばくは、平均で自然放射線がもたらす被ばくの2倍に相当します。これに加え、医療で用いられる放射線やその他の人工的な放射線源による被ばくもあります。

　図では、チェルノブイリ原発の事故が起きて最初の数年間、つまり、事故による被ばく線量が最大だった時期に、スウェーデンに降下した放射能による被ばくが全体の被ばく線量に占める割合についても示されています。実際にとられた対策がもし実行されていなければ、多くの人びとはさらに大きな被害を受けていたと考えられます。

6節　放射線が人体に与える影響

●被ばくによる急性および晩発性の放射線障害

　外国で原子力事故が発生した場合は、スウェーデン国民に急性の放射線障害をもたらす可能性は少ないのですが、スウェーデン国内の原子力発電所で深刻な事故が発生した場合には事故現場の周辺で急性の放射線障害を引き起こす恐れがあります。

　急性の放射線障害とは、一般的には被ばくから間もなく発生する障害のことをいいます。電離放射線によって1つもしくは複数の器官の機能が低下し、最悪の場合には被ばく者に死をもたらします。放射線に対する感受性の高い人体器官の中では、造血機能を持つ赤色骨髄がもっとも重要であり、その破壊は生死にかかわります。

　電離放射線によってもたらされる障害のうち、急性と分類されないものについては、晩発性の放射線障害と呼びます。発症が偶発的であるため確率的影響と呼ばれます。

　ガンや遺伝的障害といった晩発性の放射線障害はその名が示しているとおり、被ばくの時点から長い期間を経過した後に発症します。ガンであれば20年から40年、あるいはそれ以上の年月が経ってから発症することもあります。その他の晩発性障害、たとえば遺伝的障害が発症するリスクは、ガンの発症リスクよりも小さいとされています。

　放射線被ばくが引き起こすガンについての知見は、広島・長崎で被ばくした生存者や放射線医療などの経験に基づいています。

●外部被ばくと内部被ばく

　放射能の降下によって被ばくする場合には2つのケースがあります。
　1つ目は、降下した粒子が体外で放射線源となり、そこから出た放射線が人

体に当たる場合です（外部被ばくと呼ばれるもので、事実上、ガンマ線だけが問題となる）。

２つ目は、放射性のある粒子を呼吸や食べ物、飲み物を通じて体内にとりこむ場合です（アルファ線やベータ線、ガンマ線による内部被ばく）。

外部被ばくから人体を完全に防護する方法はなく、部分的に遮ることしかできません。ガンマ線に対する簡単な防護法は屋内に退避することですが、完全な防護からはほど遠いのです。

それに対し、内部被ばくから防護するさまざまな方法があります。粒子フィルターの付いたマスクを使い、放射性粒子を吸い込まないようにする方法も防護法の１つですが、実際にマスクが必要となる場面は、吸入線量が非常に高い、原子力事故の現場周辺です。

食品による内部被ばくに対する主な防護法は、「土壌から食卓まで」の食品生産・流通のそれぞれの段階において、食物連鎖による放射性物質の移行を抑えるための対策をとることです。

放射性ヨウ素に対しては、ヨウ素錠剤を被ばくする前に服用することで、放射性ヨウ素が甲状腺にとりこまれるのを予防する特別な防護法があります。ヨウ素錠剤には、安定した（非放射性の）ヨウ素が多量に含まれており、そのヨウ素で甲状腺内が満たされていると、放射性ヨウ素が甲状腺に蓄積することを予防できます。放射性ヨウ素も通常のヨウ素とおなじように甲状腺に集まる性質があるからです。

放射性セシウムの性質はカリウムに似ており、体内にとりこまれた後に筋肉などに集まります。また、ストロンチウムはカルシウムに似ており、主に骨や、放射線に対する感受性の高い骨髄に集まる性質があります（図⑥-1）。放射性物質がそれぞれの体内器官に到達すると、放射線の到達範囲はごく限られているため、放射線被ばくはその器官に集中します。

● 細胞が受ける影響

人体は細胞からなっており、それぞれの細胞は数千分の１mmほどの大きさです。電離放射線が細胞にぶつかると、そのエネルギーで細胞は損傷を受けたり破壊されたりします。損傷を受けた細胞は通常は修復能力を持ちますが、場合によっては再生されないこともあります。ごく稀ですが、腫瘍細胞（ガン細胞）へと変化したり、生殖細胞が損傷を受ければ遺伝的障害をもたらすこともあります。

図⑥-1　ヨウ素、セシウム、ストロンチウムの体内蓄積

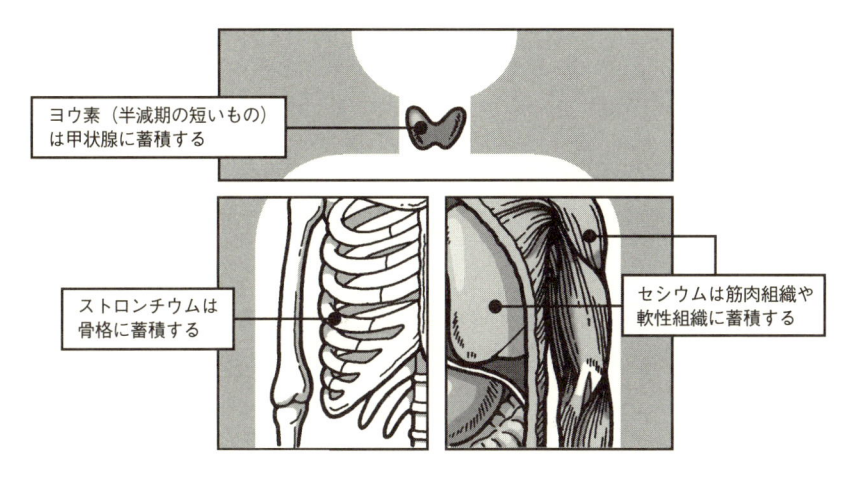

ヨウ素（半減期の短いもの）は甲状腺に蓄積する

ストロンチウムは骨格に蓄積する

セシウムは筋肉組織や軟性組織に蓄積する

●晩発性の放射線障害
・偶発的（確率的影響）。たとえば、ガン。
・障害が発症する可能性は被ばく線量とともに上昇する。
・症状の深刻度は被ばく線量に左右されない。
・遠く離れた場所で原子力事故が発生したケースのように被ばく線量が低い場合は、ガンになる確率は1ミリシーベルト当たり0.005％。

●急性の放射線障害
・偶発的ではない（確定的影響）。
・被ばく線量が一定の水準を超えると必ず発症する。
・症状の深刻度は被ばく線量とともに上昇する。
・事故を起こした原子力発電所のごく近くでのみ発生する。

　しかし、人体細胞の中にある遺伝子はDNA分子が二重らせんの構造をしているために、細胞が自ら修復する高い可能性を持っています。つまり、DNA分子の一方の鎖が損傷を受けると、もう一方の鎖を手本として修復が行なわれるのです。2つの鎖が同時に損傷するケースは稀です。

　細胞がとくに影響を受けやすいのは、細胞分裂が活発なときです。細胞の新陳代謝が活発な骨髄や腸、精巣などの組織は放射線に対してとくに感受性が高いのです。人体内では毎日、1000億の新しい細胞が生まれています。とりわ

け胎児の生長は非常に早く、細胞分裂も急激に行なわれるため、放射線に対してはとくに敏感です。

多量に被ばくした場合、ガンになる確率と被ばく線量との間に比例関係があることが解明されていますが、低線量の被ばくの場合の人体影響については未解明の部分がたくさんあります。そのため、非常に少量の被ばくの場合でも、その人体影響は被ばく量に比例すると仮定されています。外国で原子力事故が起き、スウェーデンでも人びとが少量の被ばくをするような事態になった場合、放射線被ばくが原因でガンが発症し、死亡する確率は1シーベルト当たり5％だと推計されています。

大量の細胞が破壊されると、人体器官は機能不全に陥り、被ばく線量が0.5シーベルトに近づくと、器官に急性の放射線障害が現われはじめます。急性障害が発生する閾値(しきいち)は器官によって異なるため、大量被ばくを避けることが何より優先されます。

急性放射線障害は、胎児が受ける障害のほか、被ばく線量が0.5ミリシーベルトを超えた時点から次々と発症すると予想されるさまざまな症状を指します。被ばく線量が1シーベルトを下回るレベルでは、それらの急性障害による生命の危険はありませんが、被ばく線量が3〜4シーベルトであれば生存率は50％となり、さらに6シーベルトを超えると、血液を生成する器官が機能を停止するため、ほぼ全員が死亡します。ただし、被ばく直後に集中治療を施せば、被ばく線量が6〜7シーベルトという高いレベルであっても、命が助かる可能性はあります。

おなじ被ばく線量を短期に受けた場合と長期にわたって受けた場合とを比較すると、長期にわたる被ばくの方が、損傷を修復する時間的余裕があるため、生物学的な影響は一般的に小さいとされています。

● ガンのリスク

スウェーデンでは毎年10万人が死亡しています。通常、ガンによる死亡は、死亡者全体の20％ですから、毎年2万人がガンで亡くなっていることになります（図⑥-2）。ガン死亡者のうち約1800人が電離放射線（自然放射線、住宅におけるラドン、放射線診断など）が原因であり、このうち半分以上がラドンによるものです。

スウェーデンの全人口である900万人の全員が、10ミリシーベルト（＝0.01シーベルト）の被ばくをした場合、何人かが放射線被ばくが原因でガンになり、

図⑥-2　スウェーデンにおけるガンの原因

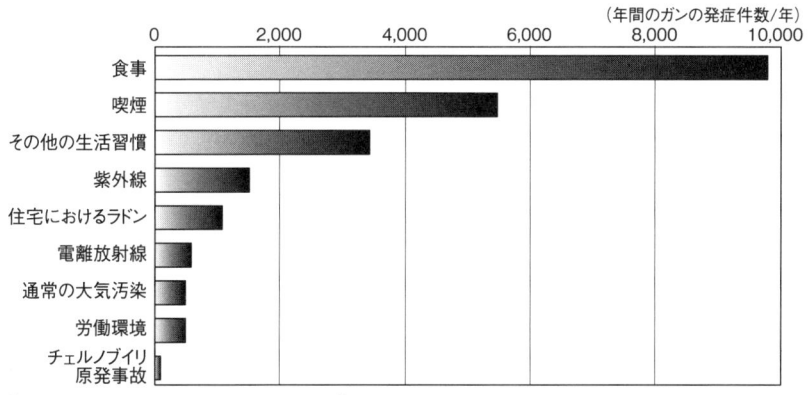

	年間のガンの発症件数/年
食事	～10,000
喫煙	～5,500
その他の生活習慣	～3,500
紫外線	～1,500
住宅におけるラドン	～1,200
電離放射線	～800
通常の大気汚染	～700
労働環境	～700
チェルノブイリ原発事故	～200

【出典：ガン委員会1983およびSOU 2001：7】

命を落とします。被ばく線量が少ない場合のリスクは、1シーベルト当たり5％と推計されていますので、この被ばく線量の場合、ガンで死亡する人数は、0.05×900万人×0.01＝4500人となります。

　ある年にこれだけの量の被ばくがあった場合、その後少なくとも50年にわたって4500人がその被ばくが原因でガンによって死亡することが推定されています。つまり、1年当たりでは90人、言い換えれば、1年当たりの死亡数が平均0.09％増加するということを意味します。この計算は、ガンが発症し死亡する以前に他の理由で死亡しないと仮定した推計です。

　胎児や幼い子どもの場合、ガン発症のリスクは成人よりも最大で10倍は大きいと考えられます。その上、精神遅滞による知能の遅れや発達障害のリスクもともないます。

　被ばくの時点からガンの発症までに、白血病（血液のガン）であれば少なくとも2年、その他のガンであれば少なくとも10年かかると考えられています。ただし、ガンが発症する確率は10年以降の方が大きく、発症のタイミングは40年以上もの長い期間にわたって分散します。

　被ばくの時点から、その被ばくが原因となったガンの発症が見られるまでの期間を潜伏期間といいます。図⑥-3は子どものガンの潜伏期間を示したものです。チェルノブイリ原発事故の際にはベラルーシと、ウクライナやロシアの一部で予想よりも多くの甲状腺ガンが発症しました。原子炉の事故の後、拡散しやすく半減期の比較的短い放射性ヨウ素が甲状腺にとりこまれ、この特殊な

図⑥-3 被ばくによるガンの潜伏期間（幼児の場合）

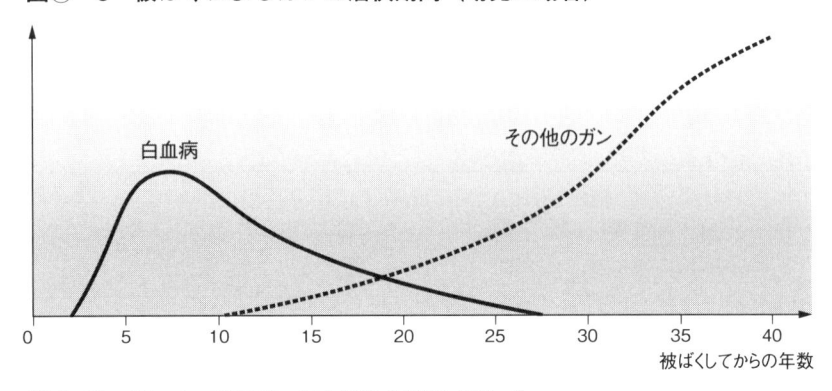

白血病
その他のガン

被ばくしてからの年数

【出典：New Scientist 1988年01～07 およびSoS報告書 1992：4】

図⑥-4 ベラルーシにおける18歳以下の甲状腺ガンの発症数

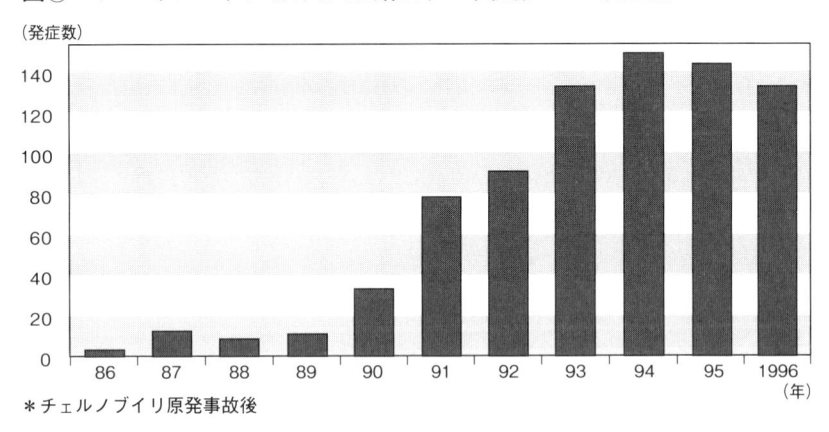

（発症数）

＊チェルノブイリ原発事故後

【出典：IAEA-TECDOC-976 1997年】

ガンを引き起こしたのです。甲状腺ガンにかかりやすいのは子どもや若者です（図⑥-4）。予想よりも多くの甲状腺ガンが発症した理由は、ロシアの行政当局が事故後に放射線ヨウ素で汚染された牛乳の消費を制限しなかったためとされています。

7節　放射性降下物の特徴

●放射性物質の放出

　原子力発電所の通常運転では、放射性物質の放出は非常に少なく、自然環境に与える影響はわずかです。そのため、農業に影響を及ぼすことはありません。しかし、原子力事故が起きれば、原子炉内の物質の一部が遠くまで放出されることもあります。その場合に放出される核種やその量、到達距離は、原子炉内の温度の推移や原子力発電所の防護システムによって左右されます。

　放射性物質の放出が少量であれば、事故の後で発生する放射能雲には、希ガスや気化しやすい物質が主になります。一方、大きな事故やメルトダウン（炉心溶融）、爆発のような事態となれば、融点の高い物質や、場合によっては核燃料の一部までが放出される恐れがあります。放出された放射性物質を含む放射能雲は、高温のために大気中の高いところまで上昇します。温度が高いほど、放射能雲が到達する高度も高く、風によってさらに遠くにまで運ばれる可能性があります。

●大気中における移動

　放出された放射性物質は風によって運ばれ、その後、地上に降下します。大きな粒子は重いために地上に落ちるのも早く、原子炉の周辺で局所的に降下することになります。放出後、短時間で降下する放射性物質は、半減期の短い放射性物質を多く含むため、降下した場所で強力なガンマ線やベータ線を放出します。

　これに対し、小さな粒子は非常にゆっくりと地上に降下するため、長期にわたって空気中を浮遊します。放射能雲に含まれるこれらの粒子のうち半減期が短い放射性物質は、地上に到達するまでの間に崩壊してしまいます。スウェーデンから遠く離れた場所で原子力事故が起きた場合、主にヨウ素131を中心

図⑦-1　湿性沈着にともなう放射性物質の地表汚染

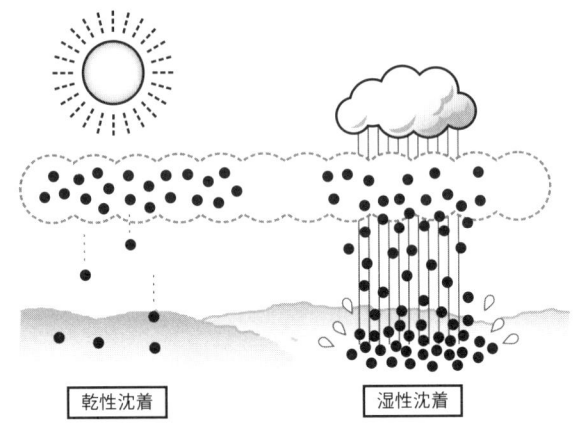

降雨量が多いほど汚染は深刻になり、乾性沈着の場合よりも汚染度がはるかに高い。

とする半減期が短い放射性物質の大部分は、スウェーデンの上空に到達する以前に崩壊してしまいます。微粒子は、地上に落下するまでの間地球を周回することもあります。地球を1周するのにかかる時間は2〜3週間とされています。つまり、遥か遠くにある外国の原子力発電所で事故が起きた場合でも、私たちは放射性物質の降下によって影響を受ける恐れがあるのです。高度によって風向きはさまざまに変わり、放射能雲がいくつにもわかれて、さまざまな方向に拡散することもあります。

● 放射性物質の沈着

　放射能雲に含まれた放射性物質が降下する際、乾性沈着と湿性沈着があります（図⑦-1）。乾性沈着は、放射能雲が植物や地表と接する場合、放射性物質の粒子が重いために地上に落下することで生じます。乾性沈着は、粒子が小さいほど起こりにくく、事故現場から遠いところでは湿性沈着の量にくらべて非常に少ないのが特徴です。また、乾性沈着は、放射能雲が触れる物質の表面の状態にも左右されるため、森や農地で生じやすく、水面では稀にしか生じません。

　小さな粒子に付着した放射性物質は、主に降雨の際に大気中の汚染物質と一緒に地上に降下します。このような降下のしかたを湿性沈着と呼びます。雨が降っている地域を放射能雲が通過した場合、放射性物質がその地域に集中的に

図⑦-2　降下物の一部は植物に直接沈着する

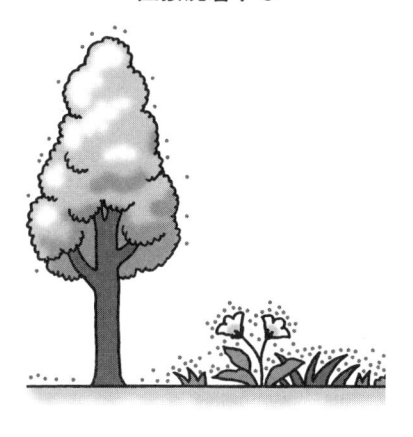

図⑦-3　植物に沈着した放射性物質

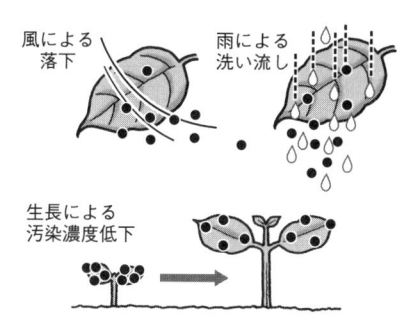

風による落下
雨による洗い流し
生長による汚染濃度低下

＊降下した後、放射性物質の一部は地表に落下する
＊植物が生長し、全体の体積が増すことによっても、放射性物質の濃度は減少する

降下することになります。高濃度の汚染をこうむる面積は、数ヘクタールに及ぶ場合もありますし、全土が汚染される場合もあります。たとえば1986年のチェルノブイリ原発事故では、イェーヴレ市周辺やノルウェーの山岳地帯に高濃度の放射性物質が降下しました。

● **植物による吸収**

　放射性物質が降下した場合、降下物の一部は地表に近い植物に沈着します（図⑦-2）。降下物がどのくらいの割合で植物に直接沈着するかは、植物の形状や表層構造によります。降下物が沈着しやすい植物は、地衣類やコケなど地表に近い部分の表面積が大きな植物です。

　直接沈着した放射性降下物がどのような動態を示すかは、降下したときの植物の生長段階によっても異なってきます。植物の葉が地上の大部分を覆っているような生長段階（たとえば、刈り入れ時期を迎えた牧草地）では、降下物の大部分が植物の表面に捕獲し、そこに留まります。とくに乾性沈着にその傾向があります。湿性沈着では、雨が葉の表面を洗い流し、降下物を地表に落としやすく、植物に捕獲する放射性物質は一部に留まります。

　したがって、植物が降下物をもっとも捕獲しやすいのは、地表の大部分を作物が覆っている時期に乾性沈着する場合です。植物が捕獲する放射性物質の濃度は、植物の表面積と体積との関係や降下物の量によっても左右されます。表面積が大きければ捕獲する降下物の量も増え、植物の体積に対して表面積が大

2章　放射線と放射性降下物　　47

きな作物ほど、放射性物質の濃度は高くなります。

　植物が生育する前に放射性物質が降下すると、植物は根を通じてそれを吸収します。この場合、植物の地表に近い部分に直接沈着する場合にくらべて、植物の放射能濃度は低くなります。放射性物質が根を通じて植物へ移行するのには時間がかかるため、放射性ヨウ素などの半減期の短い核種の大部分がそのあいだに崩壊してしまうからです。根からの吸収ではセシウムやストロンチウムなどの半減期の長い核種に注目する必要があります。

●自然の浄化作用

　放射性物質の降下が終わると、植物に直接沈着した降下物の一部は風が吹いて飛ばされたり雨に洗い流されることで地表へと移動します。その結果、植物の放射能濃度は減少します。また、植物が生長し体積が増えることによっても濃度は減少します（図⑦-3）。植物が生長期にあるときにはこの2つの現象が作用しあいます。植物は生長にともなって放射性物質を土壌から吸い上げます。しかし、そうしてとりこまれる放射性物質の量は、降下からまもない頃であれば、植物に沈着した放射性物質の量にくらべて非常に少ないのです（**10節**）。

●降下物に含まれるさまざまな核種

　地上に降下した放射性物質は、核種によって危険性が高まる時期が異なります（**表⑦-1**）。降下してからも放射線を出し続ける放射性物質には、半減期の短い核種が数多くあります。食品を生産する場合、降下当日から数日間、注意すべき物質は放射性ヨウ素です。放射性物質が放出された当日は、放出物の大半を放射性ヨウ素のヨウ素132、133、135が占めます。これに対し、2日目から数カ月の間はヨウ素131が最大の問題になります。その後、数カ月から1年の間は、放射性セシウムのセシウム134と137の対策をとる必要があり、1年を過ぎるとセシウム137が放射能汚染の中心的な存在となります。

　ストロンチウム90なども食品を経由して内部被ばくをもたらしますが、この核種は炉心の温度が非常な高温にならなければ放出されません。これはストロンチウムの融点が高いためで、チェルノブイリ原発事故において放出されたストロンチウム90の割合はごくわずかとされています。

　農作物からの半減期の短い放射性物質の摂取を予防するためには、放射性物質が降下した直後の葉物野菜や果物などを食べないようにすることです。ただし、牛乳や食肉を食べる際には、数日から数年にわたり（短期・長期に）ヨウ

表⑦-1 食品生産の際に注意すべき放射性物質

	ヨウ素131	セシウム		ストロンチウム	
		134	137	89	90
放射線の種類	ベータ線・ガンマ線	ベータ線・ガンマ線		ベータ線	
似ている物質	非放射性ヨウ素	カリウム		カルシウム	
影響を与える器官	甲状腺	筋肉・軟性組織		骨格	
物理的半減期	8日	2年	30年	50日	29年
人間にとっての生物学的半減期	約140日	約90日		約50年	

図⑦-4 食品の放射線

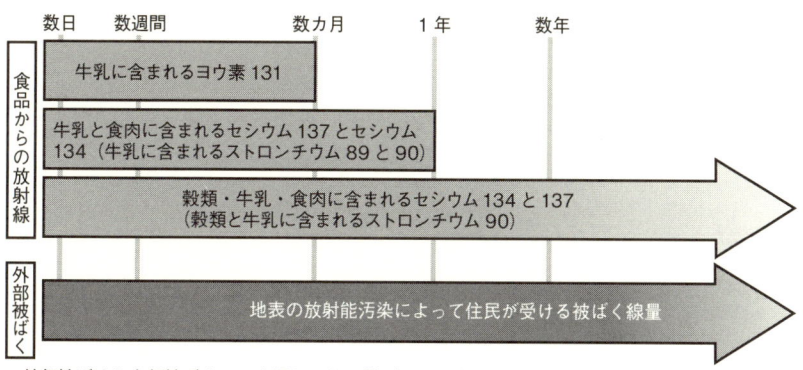

食品からの放射線:
- 数日〜数週間: 牛乳に含まれるヨウ素131
- 数週間〜数カ月: 牛乳と食肉に含まれるセシウム137とセシウム134（牛乳に含まれるストロンチウム89と90）
- 数カ月〜数年以上: 穀類・牛乳・食肉に含まれるセシウム134と137（穀類と牛乳に含まれるストロンチウム90）

外部被ばく: 地表の放射能汚染によって住民が受ける被ばく線量

＊外部被ばくと内部被ばくは、時間とともに被ばく量が減少していく。
しかし、半減期の長い放射性物質による被ばくは降下から数年が経っても続く

素131や放射性セシウム134・137に大きな注意を払う必要があります（図⑦-4参照）。牛が汚染された牧草を食べると、ヨウ素131はすぐに牛乳に移行します。しかし、この核種は物理的半減期が短いため、家畜を飼育する上でヨウ素対策が必要となる期間は、放射性物質の放出直後から数カ月だけです。

セシウム134と137は主に食肉に蓄積されますが、牛乳にも移行します。セシウム対策は、放射性物質の降下当日から数日間は優先度があまり高くありません。しかし、その後長期にわたって牛乳や食肉、穀類におけるセシウム汚染対策が必要になります。

ストロンチウム89と90による牛乳や穀類への汚染対策は、放射性物質の降下の直後から長期にわたって大きな問題になります。降下から数日後には、

汚染された牧草を食べる牛の乳にこの核種が検出されます。降下からしばらく時間が経つと、牛の骨格組織に一度貯められたストロンチウムが牛乳に移行していきます。しかし、放射性ストロンチウムに対する対策は限られています。

●降下がはじまる前の不確実性

　外国で原子力事故が発生し、放射性物質がスウェーデンにも降下する恐れがある場合、3つの不確実性があります。

　1つ目は、放射性物質がスウェーデンにいつ到達するのか、スウェーデンがどれだけ汚染されるか、という点です。そのため、たとえば、乳牛の放牧禁止などの対策を広範囲の地域おいて発令すべきかどうか、非常にむずかしい判断を迫られます。

　2つ目は、放出物がどんな放射性物質を含んでいるのかという点です。希ガスだけでなく、その他の放射性物質も放出されるような深刻な事故では、拡散しやすいヨウ素131が大量に含まれていると想定したほうがよいでしょう。

　放射能雲がスウェーデンに到達する確率は、気象予報を通じて推定することができます。スウェーデンの気象庁は放射線防護庁とともに降下の場所を予測するモデルを開発しています。このモデルは、スウェーデン内外で原子力事故が起きた場合の事前予測を行なうもので、普段から定期的に運用されています。事故発生時の気象予報をもとにした放射能雲の通過点と降下量、放射能雲がどのように分散するかの事前予測が毎日作成されているのです。

　このモデルは、降雨という条件を組み込んでいますので、降雨による放射性物質の大量降下の地域をある程度は特定することができますが、それがいつ起きるかを予測することは気象予報で局所的な大雨を予測するのとおなじくらいむずかしい課題です。

　スウェーデン国外にある原子力発電所まではかなりの距離があるため、放射能雲が国内に到達するまでに防災組織が対策を立てるための時間は、少なくとも数時間あります。事故を起こした原子力発電所が直ちにその情報を提供してくれれば、放射線防護庁と原子力検査庁は気象庁と協議した上で、あらかじめ作成されている予測の中から、実際の放出と拡散をもっともよく表している予測モデルを検討する時間的余裕があります。この予測モデルは、放射性物質が降下する場所を大まかに示していますから、このデータを基にたとえば乳牛の放牧禁止を発令するべきかどうかを判断できます。

　3つ目の不確実性は、放射性物質の放出がどのくらいの期間、継続するのか

という点です。気象状態は常に不安定であるため、予測も当然ながら不確実なものとならざるを得ません。

●国レベルでの測定の準備体制

　放射性物質の降下が発生した場合、その地域や降下物に含まれる放射性物質の特定が急務になります。原子炉の事故にともなう放射性物質の降下は、核兵器の使用後にその周辺地域がこうむる放射能汚染とはさまざまな面で異なりますが、食品の生産に与える影響、汚染測定のためにとるべき戦略、そして測定手段は基本的におなじです。

　大気中や地表の放射性物質を測定する目的は、降下の規模や降下物に含まれる核種を明らかにし、被ばく線量を推計したり対策を講じるための基礎データとして活用するためです。測定の必要性を判断し、測定結果を集計し、整理したうえで評価するのは放射線防護庁ですが、測定を行なうのは国や県、市の当局です。

　放射線防護庁は、高度な測定能力を持った研究機関と契約を結んでいます。これらの研究機関は、大気中サンプル収集とその分析、現場での測定、植物サンプルの採取とその分析を行なって、放射性物質による地表の汚染状況を解明します。また、研究機関は国防軍とも契約を結んでいるため、国防に従事する有志団体に依頼して牧草サンプルを採取し、測定のために研究機関に輸送してもらうこともできます。

　放射性物質が降下した直後は、全体的で包括的な汚染対策が優先されますが、それはまだきめ細かな対策を決定するための測定データがないためで、それぞれの状況に対応した対策にはなっていません。

　しかしその後、被ばくの状況が明らかになるにつれ、より地域の状況に対応した汚染対策を講じることができるようになります。

　スウェーデン国内の大気中の放射性物質は、主に放射線防護庁の所属機関である37の観測所と防衛研究所が管轄する5つの大気フィルター・ステーションで観測されています。

　放射線防護庁の観測所は大気中のガンマ線の量を継続的に記録していますが、放射線源の特定はしていません。測定データは、放射線防護庁の本部で解析します。

　一方、防衛研究所の大気フィルター・ステーションでは、放射線防護庁の観測所よりもさらに低い水準の放射線まで測定できます。しかし、大気中の微粒

子を集めたフィルターは防衛研究所に送られたうえで分析が行なわれるため、結果が出るまでに長時間かかります。

　大気中に放射性物質が存在することが明らかになれば、放射線防護庁は呼吸を通じた被ばく線量がどれだけになるかを推計できますし、避難をはじめとする災害対策の必要性を判断できます。また、牛乳が放射性物質を含むことになるかを暫定的に判断するための材料にもなります。

　ガンマ線の測定機器は、すべての市と県が設置していて、それぞれの市であらかじめ定められた2カ所から4カ所の地点で線量率（毎時マイクロシーベルト）と線量の測定が行なわれます。7カ月に1度、これらの地点で測定を行なっているため、季節ごとの自然放射線の量が明らかになっています。このように原子力事故が起きた際には少量の地表汚染でも検出できる体制になっています（15ページ参照）。

　しかし、それぞれの市が行なう測定は、線量率と線量で、これでは放射線量が全体としてどれだけ上昇したかという情報は得られても、どんな核種が放射性降下物に含まれているかを知ることはできません。

　そのため、契約研究機関のガンマ線分光計と半導体検出器によって放射性物質ごとの測定を行なうことで、市の測定の不備を補完しています。それぞれの放射性物質が出すガンマ線には特徴があり、高分解能ガンマ線分光計を使うと、核種の判別や、放射線量を測定することができます。しかし、これらの測定機器を使っても、放射性物質が地表にあるのか、植物体内にあるのかは解析できません。

●刻々解明される地表汚染の状況

　原子力事故が起こった可能性があるという通告があると、市は地表の線量率の測定を開始します。自然放射線量よりも少なくとも20%から30%の上昇に相当する地表汚染であれば、市の測定機器で検出できます。

　測定から1日以内に最初の集計が行なわれ、数日後には、放射線防護庁が補完的な測定結果を加味しながら、もっとも注意すべき放射性物質の地表汚染状況を示すおおまかな汚染マップを発表します。放射線防護庁はこの汚染マップに基づき、放射能が降下した地域を大まかに区分します。

　農業庁はその後、放射能降下地域外の放牧禁止令を解除することができますが、解除にあたっては注意が必要です。汚染マップはおおまかなものであるうえ、局所的な降雨によって周辺地域よりも汚染度が高い「ホットスポット」が

> ### 時間とともに解明された地表の汚染状況
>
> 降下の初日 ………………… 測定データの最初の集計
> 　　　　　　　　　　　　　線量率（マイクロシーベルト / 時）
> 数日後 ……………………… 地表の汚染状況を示すおおまかな地図
> 　　　　　　　　　　　　　汚染度（キロベクレル /m^2）
> １カ月近く経った後 ……… 地表の汚染状況を示す詳細な地図汚染度
> 　　　　　　　　　　　　　（キロベクレル /m^2）

存在する可能性があるためです。

　さきほど紹介したように、市の測定では放射性降下物に含まれる核種までは分析できません。契約研究機関のガンマ線分光計を使った測定データによって補完する必要がありますが、ガンマ線分光計の台数が限られているため、原子力事故発生後の数日間は、ガンマ線分光計による測定が行なえる地点は限定されてきます。そのため、測定済みのデータを用いて、まだ未測定の地域における放射性物質の地表汚染の程度を、慎重に推測する必要があります。その際、線量率（毎時マイクロシーベルト・$\mu Sv/h$）をもとに、さまざまな放射性物質による汚染度（$1m^2$ 当たりのキロベクレル・kBq/m^2）をおおまかに推計しなければなりません。

　各市の測定が継続していく過程で、測定人員、予算、機器がしだいに増やされ、放射能が降下した地域の「ホットスポット」の存在を調査することも可能になります。

　特別装備を搭載した航空機による空からの放射性物質の測定は、降下から４、５日後に行なわれます。測定機器や航空機が放射能で汚染されることを避けるためで、汚染されてしまうと、データの解釈が非常に困難になってしまいます。

　航空機を使った測定データは、地表の汚染マップを作る際にとても参考になり、チェルノブイリ原発事故後に作成された地表汚染地図も、航空測定で得られたデータに基づいています。詳細な地表汚染マップは、降下から遅くとも１カ月以内に発表されなければなりません。放射能の降下地域が小さい場合は、測定を行なう航空機の飛行経路を密にすることができるため、より詳細な地図を作成できます。

　脅威・リスク調査委員会の中間答申である『放射性物質によって壊滅するスコーネ地方の農業』（SOU 1995：22）では、事故から１日後に作成された線

量率マップ、3日後に作成された地表汚染マップ、1カ月後に作成された地表汚染マップの例が示されています。

●牧草地や牛乳のサンプル採取と測定

　牧草に付着した放射性物質と地表に存在する放射性物質の区別は、ガンマ線分光計による地表汚染の測定や航空機からの測定によっても不可能です。そのため、牧草に付着した放射性物質の量は推計に頼るしかなく、せっかく作成した汚染マップも、放牧禁止の解除を判断するための根拠としてはおおざっぱなものと言わざるを得ません。

　放射性物質の降下直後は、次の3点が不確かであるため注意が必要です。
・地表汚染の全体像と、さまざまな放射性核種の割合
・地表に沈着した放射性物質のうち、牧草に付着したものの割合
・牧草から乳牛へ、そして乳牛から牛乳への放射能の移行の度合

　このような不確実性があるため、放牧の禁止は地表汚染の程度や牛乳への放射能の移行がより精密に解析されている場合にくらべて、より広範囲で発令されることになります。農業従事者にとってみれば、費用が増す一方で収入が減少するうえ、飼料を十分に確保することが困難になることを意味します。したがって、牛乳に含まれる放射能を基準値以下に抑えながら、放牧禁止を発令する地域を狭めることができるように、よりくわしい測定を行なうことが急務になります。

　放射線防護庁はスウェーデン農業大学とスウェーデン乳業組合の協力を得て、スウェーデン全土を網羅する災害対策組織の結成を進めています。この組織は、牧草や牛乳に含まれる放射能のサンプル採取や測定を行なうことが目的であり、全国的な測定体制整備の一環にもなります。

　2000年と2001年にスコーネ県、イェーヴレ県、ヴェステルボッテン県で災害対策組織の訓練が行なわれています。現在は、他の地域にも組織を拡大していくことが計画されています。この災害対策組織には、国防に従事する有志団体や国防軍の予備役部隊のほか、放射線防護庁が契約している研究機関が参加しています。

　災害対策組織の活動の目的は、放射性物質が降下した場合に、放射線防護庁が放射能汚染の状況を迅速に把握し、とりわけ農業庁に対して放牧の禁止やその解除についてのアドバイスを行なうことにあります。

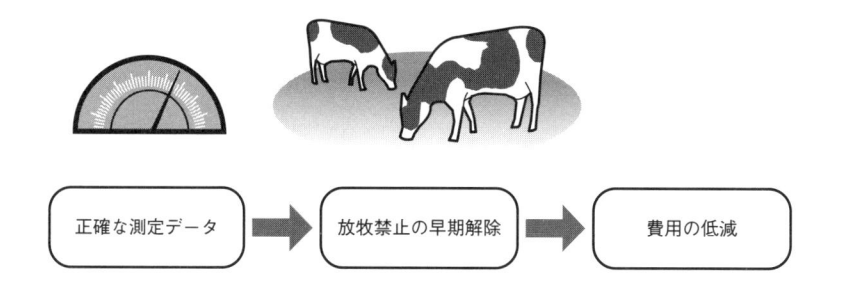

正確な測定データ ➡ 放牧禁止の早期解除 ➡ 費用の低減

　酪農生産者組合は酪農農家を組織していますが、その中から24人に1人が選ばれ、災害対策名簿に登載されています。この名簿はスウェーデン全土をまんべんなく網羅した約400の酪農農家で構成されていて、牛乳生産地を過不足なく代表しています。放射能が降下した場合には、この災害対策名簿の中からサンプル検査の対象とする農家が選ばれます。どの農家が選ばれるかは、降下地域の広さと降下物の量によります。

　サンプル検査の対象となった農家では、標準化された方法に基づきながら、特別な装備を使って牧草のサンプルを採取します。サンプルは契約を結んだ研究機関へ運ばれ、放射能の測定が行なわれます。サンプルを採取したり、それを研究機関まで運ぶのは、さきほど紹介した有志団体です。

　放射能の降下地域では、さらにいくつかの農家が「検査農家」に指定されます。これらの農家では牧草だけでなく、牧草を食べる牛の乳からもサンプルを採取します。このサンプルの測定データを通して、牧草に含まれる放射能と牛乳に含まれる放射能との関係が推計できます。推計された数値は、牧草のサンプル採取しか行なっていない放射能降下地域の周辺でも当てはまると仮定されています。

　放射線防護庁は、酪農業者の加工乳を継続的に測定するプログラムを実施しており、現状では13の酪農業者の牛乳から1カ月ごとにサンプルを採取し、セシウム137の含有量を測定しています。さらに1年に1度、13の業者のうち9つの業者の牛乳を測定して、ストロンチウム90の分析を行なっています。放射線物質が降下した場合には、このようなサンプル採取や測定がより頻繁に行なわれます。

　放射性物質が降下した直後に放射線被ばくをもたらす恐れのある食品は、牛

乳のほかに、放射能が付着した葉物野菜があげられます。葉物野菜に関しても、サンプルを採取し測定するプログラムを整備すれば、放射能汚染の対策や被ばく線量の推計を行なううえで役に立つでしょうが、測定費用が高くつく割に、被ばく線量の抑制にもあまりつながらないと考えられるため、実際にそれを行なう根拠は乏しいとされています。また、食肉は葉物野菜にくらべて放射能汚染の問題が長期におよびますが、食肉用の家畜からサンプルを採取し測定するための特別プログラムも、おなじような理由から国のレベルでは整備されていません。

●その他の測定活動

国レベルの測定準備体制には、販売用の食品にふくまれる放射能の測定は含まれていません。商品の放射能検査は、業界や食品加工企業が自らの責任で行なうべきだからです。

放射能による汚染度を推定するいくつかの計測方法があります。たとえば、家畜の屠殺を行なう前にその全身を測定しようと思えば、携帯用の測定機器が有効です。スウェーデンでは、この機器がトナカイに用いられ、大きな効果をあげています。

ある動物の一群が放射性物質を体内に持っているかどうかを判定する場合は、試験的に屠殺を行ない、サンプルの肉片を採取して放射能を測定する手法があります。生体から血液サンプルを採取して、測定する方法も実験的なレベルで用いられています。

3章
放射性
降下物の影響

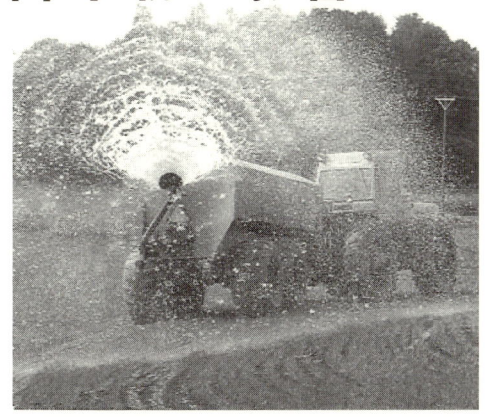

● 放射性物質が降下することによって食品生産がこうむる被害は、
降下の場所や季節によって左右されます。
スウェーデンでは、農耕地の3分の1が飼料の生産に使われており、
人が直接消費する農作物の生産に使われている農耕地は4分の1に過ぎません。
スウェーデンにおける農業生産の大部分は南部の地方で営まれていますが、
種まきや収穫の時期は、おなじ農作物でも北部と南部では1カ月あまりも異なります。
放射性降下物が農業に与える影響を分析する場合、これらの情報が必要です—8節
● 原子力事故が発生してから間もない頃に、放射能汚染の大部分を占めることになるのは
放射性ヨウ素です。放射性ヨウ素が降下すると、それから1日後には早くも牛乳から
検出されるようになります。これに対し、事故の発生からしばらく経つと放射性セシウムや場合によっては
放射性ストロンチウムが深刻な汚染源となります。これらの物質は食物連鎖の中で移行します—9節
● 放射性物質の一部は食物連鎖を経て人体にとりこまれます。
ここでは、放射性物質の移行に影響を与えるさまざまな要因として、放射性物質が降下した時点における
農作物の生長段階や土壌の特徴、耕し方、家畜のえさの与え方、
家畜の種類などがくわしく説明されています—10節
● 原子力事故によってもたらされるのは、電離放射線による人体の被ばくのほかにも、
経済的、心理的、社会的な影響があります。この中でもとくに社会的な影響は予測がむずかしいですが、
だからといって軽視できるものではありません—11節

8節 スウェーデンの農業・トナカイ飼育と食品の消費動向

　放射性物質の降下が農業に及ぼす影響は、地方によって異なります。それは、農産物の生産規模と種類が地方ごとにさまざまだからです。また、影響の出方は、季節によっても変わります。農作物を栽培する季節や放牧の季節に当たれば被害は大きくなりますし、栽培期や放牧期のどの時点に放射性物質が降下するかによっても影響は異なります。トナカイのえさは特殊なため、放射性物質が降下するとその影響はとりわけ長期化します。

　人の内部被ばくの量を左右する食品が何かを判定する際には、一人ひとりが1年間に食べる食品の内訳が基礎的なデータになります。また、ある食品の必要供給量がどの程度かは、エネルギー総供給量に占めるその食品の割合から推計することができます。

●スウェーデンの土地の利用方法

　スウェーデンの総面積は、大きな湖と川を除けば4100万ヘクタールあり、その内の約300万ヘクタールが農耕地（牧草栽培用と放牧用を含む）、約60万ヘクタールが放牧地です。図⑧-1と⑧-2は、農耕地と放牧地の利用法の内訳です。農耕地の平均利用率は約90％、放牧地の利用率は約80％です。ただし、その割合は地域によって異なります。たとえば、スウェーデン南部と中部では放牧地の利用率が85％であるのに対し、北部ではわずか45％です。

　農耕地のうち、人が直接消費する農作物の生産に使われているのはわずか4分の1で、残りの4分の3は、飼料生産（牧草や飼料穀物など）に使われています。農耕地の0.5％は、バイオマスエネルギー用として、おなじく0.5％が園芸用植物の栽培に使われています。園芸用植物の栽培の約半分は、スウェーデン南部のスコーネ地方で行なわれていますが、露地栽培とハウス栽培の2つの方法が用いられています。ただし、そのほとんどが露地栽培であり、そのうち約半分が、調理に用いるハーブなどの植物、残り半分弱が果物とベリーの栽

図⑧-1　農耕地の利用方法
　　　　（1999年）

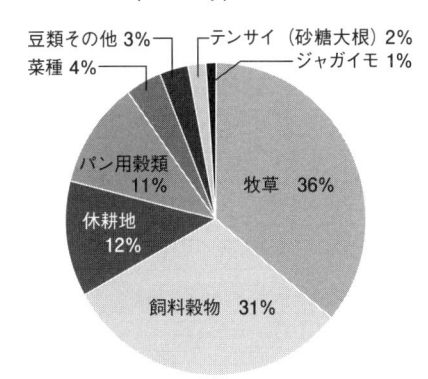

- 豆類その他 3%
- 菜種 4%
- テンサイ（砂糖大根）2%
- ジャガイモ 1%
- パン用穀類 11%
- 休耕地 12%
- 牧草 36%
- 飼料穀物 31%

【出典：農業統計年鑑　2000年】

図⑧-2　牧草地の利用方法
　　　　（1989年）

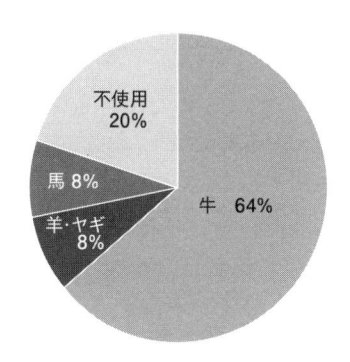

- 不使用 20%
- 馬 8%
- 羊・ヤギ 8%
- 牛 64%

【出典：農業統計年鑑　2000年】

培に使われています。

　パン用の穀物は、30％が国内で食用として消費され、30％が輸出、残りの40％が家畜飼料や次期の栽培のための種子などに使われています。

　牧草栽培用の農地の45％（約30万ヘクタール）で、その年はじめての刈り取りが終われば、その後は放牧地として使われます。

●家畜生産の規模

　1999年6月10日時点での家畜の数は、牛が約170万頭（その内の44万8000頭が乳牛）、羊が43万7000頭、豚が210万頭、鶏が560万羽、220万羽が採卵用の若鶏で、580万羽が食肉用の若鶏です。

●農業生産の地域別の内訳

　スウェーデンの農作物と家畜の大半は、スウェーデン南部で生産されています。その理由は、農地がこの地方に集中しているうえ、1ヘクタール当たりの収穫量がスウェーデンのほかの地域よりも多いからです。したがって、スウェーデン南部に放射性物質が降下した場合、農業生産の被害がもっとも大きくなります（参照：図⑧-3～⑧-5）。

●農業収入の内訳

　産業部門別の国民経済統計によると、1999年の農業部門の総収入は、300

3章　放射性降下物の影響　　59

図⑧-3 各種農作物の栽培に使われる農地の地方別内訳（1999年）

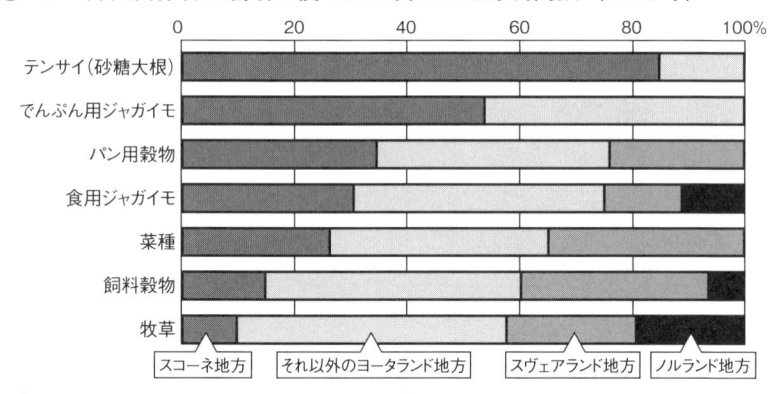

作物	スコーネ地方	それ以外のヨータランド地方	スヴェアランド地方	ノルランド地方

テンサイ（砂糖大根）
でんぷん用ジャガイモ
パン用穀物
食用ジャガイモ
菜種
飼料穀物
牧草

【出典：統計報告書 JO 10SM0001 のデータより】

図⑧-4 農作物の収穫量全体に占める地方別内訳（1999年）

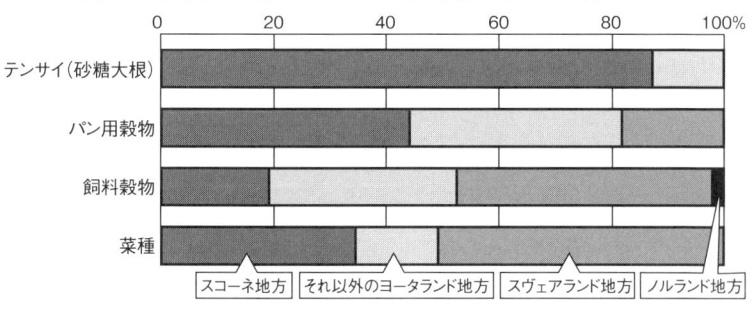

テンサイ（砂糖大根）
パン用穀物
飼料穀物
菜種

【出典：統計報告書 JO 10SM0001 のデータより】

図⑧-5 家畜の地方別内訳（1999年）

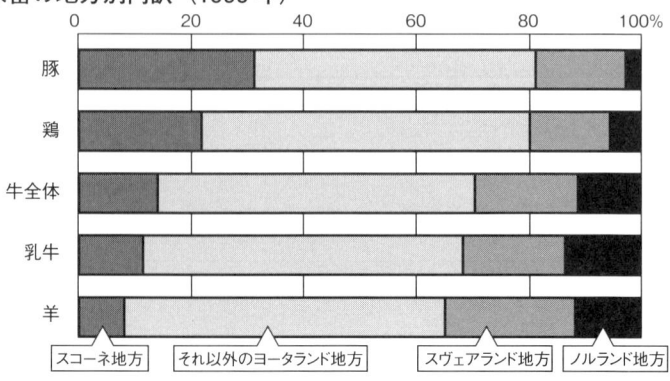

豚
鶏
牛全体
乳牛
羊

【出典：統計報告書 JO 10SM0001 のデータより】

億クローナで、農作物が20％を占め、そのうちの3分の1が穀類です。また、家畜が60％弱を占め、そのうちの半分あまりが牛乳です。家畜補助金をはじめとする直接的な補助金が、収入全体の25％弱を占めています。

●有機農法に基づく農作物栽培と家畜飼育

1999年に有機農法に対する環境補助金の適用を受けた農地は、スウェーデンの農地全体の約11％に当たります。ただし、この割合は地域によって大きなばらつきがあります。イェムトランド県では、農地全体の44％がこの環境補助金の適用を受けたのに対し、スコーネ県では、4％に過ぎません。有機農法が営まれている農地の70％では牧草、22％では穀類が栽培されています。

スウェーデン政府の目標としては、有機農法による農業を2005年までに少なくとも農地全体の20％まで拡大することが提案されています。

有機農法に基づく家畜の飼育は、現時点ではまだ限られており、たとえば乳牛の飼育では全体の数％でしかなく、2005年までに10％に拡大することが提案されています。

有機農法を営む地域では、放射性物質が降下した場合の汚染対策をどうするかが、他の農地以上に大きな問題になります。

●農作物の栽培期

春の耕作開始時期は、冬の長さや気温、雨量によって決まります。そのため、1つの地域を見ても、年によって1カ月以上もの差が出る可能性があります。また、地域ごとの気候の差にも左右されます。

牧草や穀類の収穫の時期もまた、生育状況に左右され、栽培期間に雨が多く、平均気温が低い年は、とくに穀類の収穫時期がずれ込むことになります。

その年にはじめて刈りとられる牧草は、比較的短い期間に勢いよく生長した牧草で、サイロに貯蔵して発酵させたり、乾燥させて干し草にします。その後、2度目に刈りとられる牧草は、平均すると1度目の収穫の半分ほどの量しかありません。

また、種をまいてから収穫までの期間においても、殺虫剤撒布や窒素肥料の投与など、収穫量を増やすために必要な作業を行なう時期がその年によって変わります。

スウェーデンのどの地方で栽培するかによって、おなじ農作物でも種まきと収穫の時期に1カ月あまりも差が出ます。表⑧-1は、いくつかの生産地域と

表⑧-1　種まきと刈り取りの時期（中間値と変動幅）

1977年～1991年の間

		ヨータランド地方南部の平野	スヴェアランド地方の平野	ノルランド南部
種まき	秋収穫の菜種	19/8 （12/8 – 24/8）	11/8 （5/8 – 18/8）	―
	秋麦	20/9 （11/9 – 27/9）	15/9 （8/9 – 23/9）	―
	春麦、大麦	14/4 （25/3 – 1/5）	7/5 （27/4 – 18/5）	24/5 （3/5 – 5/6）
	オート麦	21/4 （3/4 – 9/5）	8/5 （25/4 – 19/5）	22/5 （2/5 – 3/6）
	ジャガイモ	6/5 （19/4 – 26/5）	20/5 （11 – 29/5）	25/5 （14/5 – 2/6）
収穫	牧草（1回目）	10/6 （30/5 – 3/7）	24/6 （15/6 – 5/7）	4/7 （1/7 – 14/7）
	大麦	18/8 （5/8 – 9/9）	4/9 （21/8 – 20-9）	17/9 （3/9 – 6/10）
	秋麦	27/8 （17/8 – 22/9）	29/8 （16/8 – 11/9）	―
	春麦	4/9 （19/8 – 1/10）	12/9 （14/8 – 3/10）	―
	ジャガイモ	22/9 （12/9 – 29/9）	21/9 （9/9 – 26/9）	17/9 （7/9 – 22/9）

【出典：農業庁】

農作物を例に挙げ、収穫時期の中間値（つまり収穫が完了した農地がその地域の農地全体の半分に達する時点）と変動幅（1977年から1991年までの実績値）を示しています。

●放牧時期と乳牛の放牧に関する規則

　放牧の開始と終了の時期は、その年の天候条件によって、表⑧-2の日付よりも最大で10日ほど前後します。ただし、最後の2行に示した県は例外であり、これらの地域では放牧開始日が最大で5日ほどしか前後しません。

　生後6カ月以上たった乳牛は、動物愛護法の規則によって夏の間放牧が義務付けられています。放牧する期間は地域によって異なりますが、最低でも2～4カ月の連続期間を5月1日から10月1日までの間に確保し、放牧させる必要があります。

　乳牛は日中、1回の搾乳から次の搾乳までの間に少なくとも1度は放牧しなければなりません。ただし、極端に天候が悪い場合は、乳牛と放牧地を保護するために、乳牛を牛舎内にとどめることができます。放射性物質が降下するような極端な場合にも、この例外規定のように、放牧の規則に例外が設けられます。

表⑧-2　乳牛の放牧の開始と終了時期

県	乳牛の放牧時期
ブレーキンゲ県、スコーネ県、カルマル県、ハッランド県南部	5月 8日 ～ 9月15日
ヨンショーピング県、クローノベリ県、ゴットランド県、ヴェストラヨータランド県、カルマル県、ハッランド県北部	5月10日 ～ 9月15日
ストックホルム県、ウプサラ県、ソーデルマンランド県、オストヨータランド県、オーレブロー県、ヴェストマンランド県	5月15日 ～ 9月 1日
ヴァルムランド県、ダーラナ県、イェーヴレボリ県、チェーヴレボリ県 ヴェステルノルランド県、イェムトランド県	5月20日 ～ 9月 1日
ヴェステルボッテン県、ノルボッテン県	6月10日 ～ 8月15日

●トナカイの飼育

　トナカイやトナカイ飼育、それをとりまく自然は、サーメ人*社会の中核をなすものですが、じつはトナカイの飼育に従事するサーメ人の割合はわずかで、トナカイ飼育は、サーメ文化を表現する生きた遺産になっています。

(訳者注：サーメ人＝スカンジナビア半島北部ラップランドおよびロシア北部コラ半島に居住する少数民族。)

　トナカイ飼育は、スウェーデンの国土の40％の土地で行なわれています（図⑧-6参照）。スウェーデンのトナカイ飼育は遊牧が基本で、複数の放牧地の間を自由に往来します。あるときはトナカイをトラックで輸送することもあります。それぞれの放牧地は他の放牧地にはない固有の特性があり、1年を通したトナカイの飼育に欠かせないものです。牧草の生え方や天候条件は年によって変わるために、牧草地の様子も1年ごとに変化していきます。

　トナカイは、牛や羊にくらべ、繊維質の多い草を消化する能力が劣っています。トナカイが草を食べながら、長距離を移動していくのは、狭い範囲に留まってそこにあるえさを食べつくしてしまうよりも、消化のよいえさを見つける可能性が高くなるからです。

　トナカイのえさの構成は、1年を通じて変化します。

　トナカイにとって、地衣類は、消化しやすく、エネルギー含有量が多いえさです。地衣類からうまくエネルギーを取り出し、活用する能力を持つ動物は、トナカイのほかにあまりいません。地衣類が豊富であれば、冬の間のえさの大部分は地衣類が占め、夏の間のえさは、牧草などが占めることになります。

図⑧-6　トナカイ飼育頭数の地域分布（1998年）

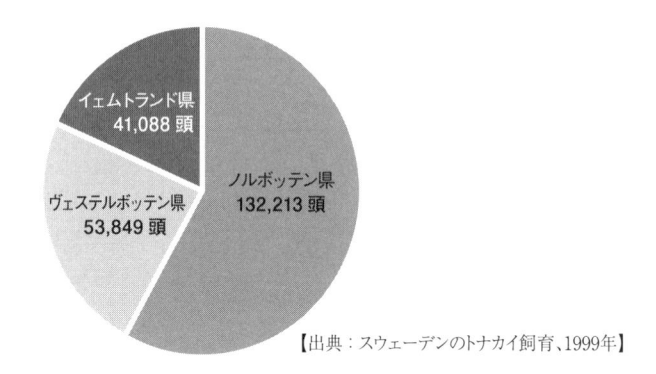

（円グラフ）
- イェムトランド県　41,088頭
- ヴェステルボッテン県　53,849頭
- ノルボッテン県　132,213頭

【出典：スウェーデンのトナカイ飼育、1999年】

図⑧-7　放牧中のトナカイのえさに占める地衣類の割合（1998年）

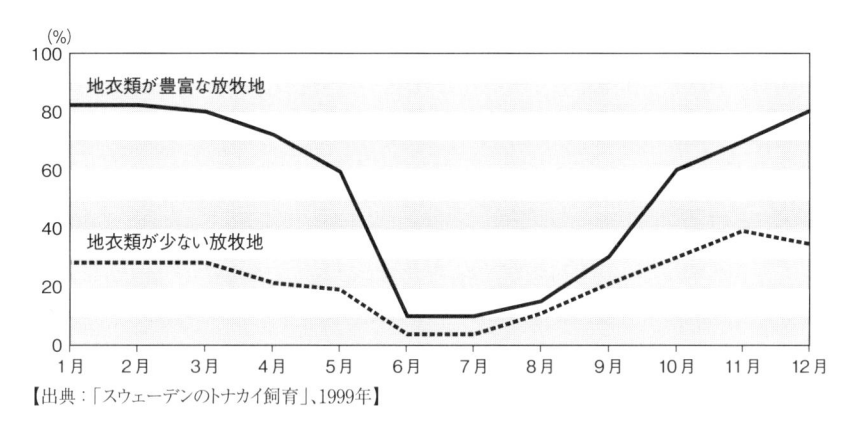

地衣類が豊富な放牧地
地衣類が少ない放牧地

【出典：「スウェーデンのトナカイ飼育」、1999年】

夏の終わりから秋にかけては、キノコも重要なえさのひとつとなります。

図⑧-7は、地衣類が地表に豊富に存在する場合と不足している場合のそれぞれにおいて、トナカイが食べるえさに占める地衣類の割合を示しています。

●スウェーデン人が食べる食品の内訳

スウェーデン人が1年間に消費する食品の内訳を重量で比較してみると、乳製品がもっとも重要な食品であることがわかります。乳製品の年間消費量は、1人当たり約160ℓです（図⑧-8）。

放射性物質が降下した場合に、一番最初に影響を受けるのは、ヨウ素

図⑧-8　スウェーデンが1年間に消費する食品の内訳
　　　　（1人当たりの消費量、1999年）

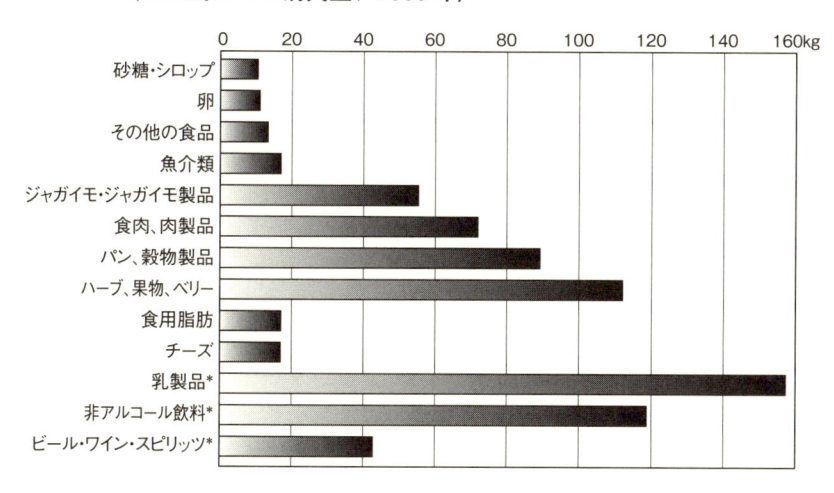

食品	消費量 (kg)
砂糖・シロップ	約10
卵	約10
その他の食品	約15
魚介類	約20
ジャガイモ・ジャガイモ製品	約55
食肉、肉製品	約70
パン、穀物製品	約85
ハーブ、果物、ベリー	約110
食用脂肪	約20
チーズ	約20
乳製品*	約155
非アルコール飲料*	約120
ビール・ワイン・スピリッツ*	約45

＊単位はℓ

【出典:農業庁の報告書:2000:13「食品の消費 1996年～1999年」】

図⑧-9　総エネルギー価に占める食品群の内訳（1999年）

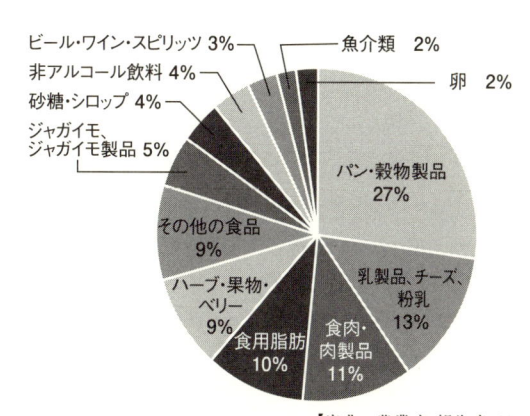

- ビール・ワイン・スピリッツ 3%
- 魚介類 2%
- 非アルコール飲料 4%
- 卵 2%
- 砂糖・シロップ 4%
- ジャガイモ、ジャガイモ製品 5%
- その他の食品 9%
- ハーブ・果物・ベリー 9%
- 食用脂肪 10%
- 食肉・肉製品 11%
- 乳製品、チーズ、粉乳 13%
- パン・穀物製品 27%

【出典：農業庁 報告書 2000:13「食品の消費 1996年～1999年」】

3章　放射性降下物の影響

131が大量に移行することが懸念される牛乳の生産です。

　1人が1年間に消費する食品の内訳を、エネルギー価で比較してみると、牛乳の割合はそれほど大きくありません（図⑧-9）。同様にビールや飲料製品、ハーブ類、果物、ベリーの割合もずいぶん小さくなります。エネルギー価で比較した場合に、割合が一番大きいのはパンや穀物製品です。その後に、チーズや粉乳などを含む乳製品、食肉や肉製品、食用脂肪、ハーブ、果物、ベリー、その他の食品が続きます。それ以外の食品群は残る20％を占めます。

　短期的に見れば、それぞれの食品群から食品をバランスよく消費することはあまり重要ではありません。むしろ、人体が必要とするエネルギーを食品の摂取を通じてきちんと賄うことのほうが、より重要です。

9節　食品への放射性物質の移行

　放射性物質は、食品を通じて人に移行する可能性があります。人の胃腸管では、食品とともに摂取されたセシウムのほぼすべてと、ストロンチウムの約3分の1が吸収されます。
　農業や自然から得られる植物性・動物性の産物は、人の食品になり、食物連鎖の重要な部分を占めることになります。放射性物質は主に、牛乳、畜肉、穀物製品、野菜、トナカイ肉、キノコ、果実、野生動物の肉、魚を介して人体に摂取されます。
　農産物や家庭菜園で収穫できる作物、水、トナカイの肉、さらには森林や湖沼、河川で得られる食料から移行する放射性物質を追跡してみましょう。農業によって生産される食料は、人びとの生活に欠かせないものです。森林で得られる野生の肉（ヘラジカなど）やキノコ、湖沼の魚は、国民全体からみれば農産物ほど重要ではありませんが、一部の人びとにとっては社会的・経済的な意義を持ち、また食生活にも欠かせないものです。

● 循環

　生物学的プロセスでは、安定的な物質と放射性物質とが区別されないため、放射性物質はそれとよく似た特性を持つ安定的な物質とおなじ経路をたどります。たとえば、放射性ヨウ素は安定した非放射性のヨウ素とおなじ経路を通じて、生態系内で移動します。
　周期表でおなじグループに属する元素は、よく似た化学特性を有し、生物学的プロセスでもおなじ挙動を示します。たとえば、セシウムの特性や拡散経路は、カリウムとほぼおなじです。また、ストロンチウムはカルシウムとほぼおなじ特性を持っています。したがって、カリウムやカルシウムを吸収する動植物は、セシウムやストロンチウムも吸収することになります。
　農地では、植物が生育し、生分解し、栄養分の流れがさまざまな形で循環す

るシステムが確立しています。放射性物質が降下した年は、農作物の生長段階のどの時点で降下したかによって、さまざまな食物連鎖中の放射性物質の流れが異なります。

　栄養素は、農業を構成するさまざまな循環システムの中で移動していきます。放射性物質も、農業環境の中で確立されている自然の循環システムをたどっていきます。これらの循環システムは、基本的に３つの経路にわかれます。

・栄養素の大部分は、作物残渣（ざんさ）の形で地面に残される有機物質に含まれます。これは農地に戻され、新たな循環の一部となります。

・栄養素の含まれる割合が２番目に大きいのは、飼料として利用される牧草や穀類などの農作物です。これらの栄養素の大部分は、糞尿として排出され、堆肥となり農地に戻されます。

・栄養素の含まれる割合がもっとも小さいのは、人が直接消費する農作物です。これらの栄養素のうち、下水汚泥として農地に戻る割合は非常に小さいものです。

　食物連鎖にとりこまれた栄養素の大部分は、これらの循環システムや農作物の流れに沿って移動します。降下した放射性物質は、土壌と農作物を汚染したあと、食物連鎖に侵入し、それを通じて食品や人体に到達することになります。土壌を汚染した放射性降下物も、自然の栄養素とおなじ経路をたどります。放射性物質は、土壌中のミネラル分と混ざり、自然に希釈されたり、たとえばセシウムのように粘土鉱物に固着したりすることもあります。

● **動物体内での吸収と代謝**

　飼料中のヨウ素131は水溶性で、そのほぼ全量が胃腸管のはじめの部分で速やかに血中へ吸収されます。ヨウ素は吸入によっても動物の体内にとりこまれます。

　甲状腺、唾液腺、乳腺、胎盤、腸管粘膜などの器官や組織は、ヨウ素をとりこみ蓄積する傾向があります。平衡状態においては、全身のヨウ素131のうち約50％が甲状腺にあり、残りは他の器官や組織に分散しています。放射性ヨウ素は、放牧中の牛の乳などに素早く移行します。それだけでなく、その牛乳を飲んだ人にも直ちに影響が及ぼす可能性があるため、放射性物質が放出された直後にはヨウ素131に対してとりわけ注意を払われなければなりません。

　動物が摂取した飼料中のセシウム134とセシウム137は、その動物の胃腸管、とりわけ小腸で吸収されます。吸収率は約50～80％ですが、それ以上になる

こともあります。この物質は血液を通じて、動物の体内に素早く拡散されます。

平衡状態では、体内のセシウム137の85％は筋肉組織に、5％は骨格組織に、残りは他の器官や組織に存在します。

動物はいずれも筋肉にセシウムを蓄積します。また、泌乳動物では、吸収したセシウムの約10％が乳に移行します。一方、ニワトリでは卵にもセシウムが移行します。したがって、牛乳や卵、肉は人が食品を通じて体内にとりこむセシウム源となり得るのです。

飼料中のストロンチウム90は、主に小腸で吸収されます。吸収率は、成熟したウシ亜目（反芻動物）では5〜25％と幅がありますが、母乳を飲んで育つ生まれたばかりの動物では100％になることもあります。体内に吸収されたストロンチウム90の95％は骨格組織に蓄積されます。

したがって、牛乳は人が食品を通じて体内にとりこむストロンチウム供給源となり、牛乳ほどではないにしろ、食肉もストロンチウムの供給源になる可能性があります。

ストロンチウム90は、とりわけ核兵器の爆発によって生じる放射性降下で問題になります。これに対し、原子力事故の後では、揮発性でないストロンチウムはヨウ素やセシウムほど大量には放出されないので、核兵器の爆発後ほど大きな問題にはなりません。

●農作物と家庭菜園での作物

放射性降下後の最初の数日間には、非常に大まかに見積もって、放射性降下物の3分の1が牧草栽培地や放牧地の植生（牧草）に残ります。ここで挙げる例は、地表汚染の影響について大まかに説明することを目的としており、意思決定を行なう際の計算に使用することを意図していません。図⑨-1〜⑨-5、8で採用した食品中のセシウム137の含有量は、表⑫-1（111ページを参照）に示すEUの基準値に相当します。

乾性沈着（48ページを参照）のみが起こった場合には、植生が厚ければ、降下した放射性物質のほとんどが牧草に捕獲されると考えられます。植生は、放射性物質のついた微粒子をとらえるフィルターの役割を果たしているのです。しかし、時間の経過や雨により、放射性物質は土壌に浸透していきます。その後、風や雨の影響によって、牧草に含まれる放射性降下物の量はしだいに減少していきます。

放牧規制の必要性を調査するためには、牧草のサンプルを採取し、放射性物

図⑨-1 牧草→牛→牛乳→人の食物連鎖

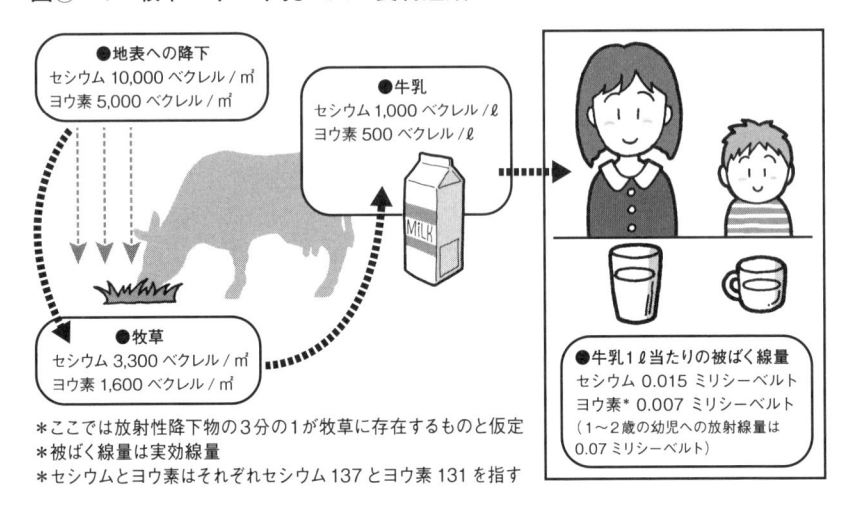

●地表への降下
セシウム 10,000 ベクレル /㎡
ヨウ素 5,000 ベクレル /㎡

●牛乳
セシウム 1,000 ベクレル /ℓ
ヨウ素 500 ベクレル /ℓ

●牧草
セシウム 3,300 ベクレル /㎡
ヨウ素 1,600 ベクレル /㎡

●牛乳1ℓ当たりの被ばく線量
セシウム 0.015 ミリシーベルト
ヨウ素* 0.007 ミリシーベルト
(1〜2歳の幼児への放射線量は
0.07 ミリシーベルト)

＊ここでは放射性降下物の3分の1が牧草に存在するものと仮定
＊被ばく線量は実効線量
＊セシウムとヨウ素はそれぞれセシウム137とヨウ素131を指す

質を測定することが必要です。また、牛乳の放射能測定を行なうことで、牧草から牛乳への放射性物質の移行度を判断するための、それぞれの状況に則した基礎データを得ることができます。こうしたサンプル採取や測定のプログラムについては、**7節**で説明しています。

■牛乳

　牛乳と乳製品は重要な基礎食品であると同時に、牧草→牛→牛乳→人といった食物連鎖の流れの中では放射性物質が非常に早く運ばれるため、この食物連鎖は特殊です（図⑧-8と図⑨-1）。

　放牧期間中に放射性物質が降下すると、牧草に半減期の短い放射性物質と半減期の長い放射性物質の両方が付着し、どちらも素早く牛乳に現れます。こうして生産された牛乳が消費者の元に届くまでには、その後わずか1日から数日しかかかりません。なかでも、半減期が短いヨウ素131は、放射性物質が降下してから数日で牛乳に現れます。また、半減期が長い放射性セシウムとストロンチウムも素早く食物連鎖に入り込んでいきます。

図⑨-2　牧草→牛→肉→人の食物連鎖

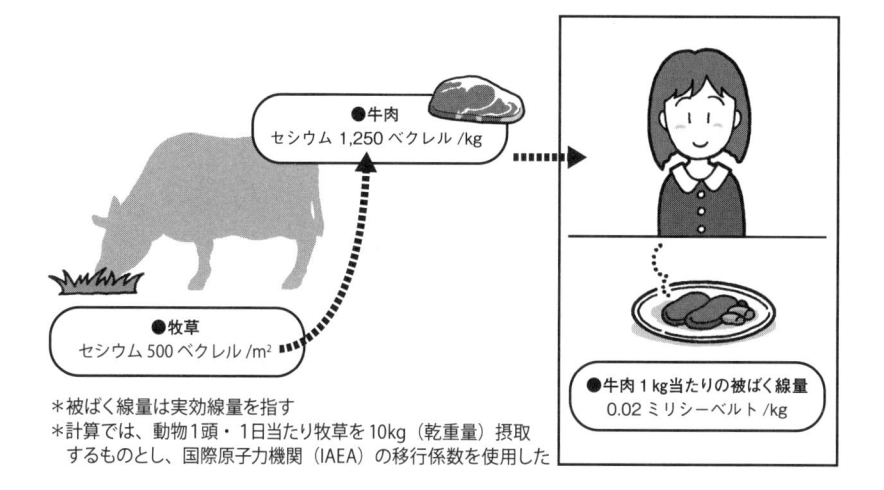

●牛肉
セシウム 1,250 ベクレル /kg

●牧草
セシウム 500 ベクレル /m²

●牛肉 1 kg 当たりの被ばく線量
0.02 ミリシーベルト /kg

＊被ばく線量は実効線量を指す
＊計算では、動物1頭・1日当たり牧草を10kg（乾重量）摂取するものとし、国際原子力機関（IAEA）の移行係数を使用した

被ばく線量の計算

　計算のひとつの例として（図⑨-1を参照）、土壌に降下するセシウム 137 の量が 1 m² 当たり 1 万ベクレルであると仮定しよう。降下したセシウム 137 の約 3 分の 1 が牧草に捕獲されると、牧草は約 3300 ベクレル／m² を含むことになる。1 m² 当たりの牧草の量が 1 kg（生重量）とすると、牧草の降下物含有量は 3300 ベクレル /kg（生重量）、乾重量の場合は 4 倍すなわち 1 万 3200 ベクレル /kg になる。牛が乾重量で 1 日当たり 10kg の牧草を摂取する場合、牛は 1 日当たり 13 万 2000 ベクレルを摂取することになる。

　摂取されたセシウム 137 の総量に対する牛乳のセシウム 137 含有量の比率が 0.008 の時（移行係数 F_m = 0.008、83 ページ参照）、牛乳に含まれる量は 1056 ベクレル /kg となる。この値は、EU が将来の事故に際して、その直後に適用することになる基準値 1000 ベクレル /kg よりもやや高い。この値に、定数 $1.4×10^{-5}$ を掛けると、被ばく線量ミリシーベルト (mSv) が得られる。したがって、1 ℓ の牛乳の被ばく線量は 0.015 ミリシーベルトとなる。

3章　放射性降下物の影響

■肉

　飼料→牛→肉→人の食物連鎖では、放射性物質が比較的早く運ばれます。この食物連鎖においてもっとも重要な物質は、放射性セシウムとストロンチウムです。放射性ヨウ素の物理的半減期は短いため、牛乳を介する食物連鎖ほど注意する必要はありません。図⑨-2は、飼料→牛→肉→人の食物連鎖におけるセシウム137の移行です。

　牛とは違って、羊は通常、肥料を施さない栄養価が低い土地に放牧されます。栄養価の低い土壌では、牧草が放射性セシウムを吸収しやすいことが明らかになっていますので、羊は牛よりもセシウム137の含有量が高くなると予測されます。土壌の特性や栄養状態が放射性物質の移行に与える影響については10節を参照してください。図⑨-3は、牧草→羊→肉→人の食物連鎖におけるセシウム137の移行です。

　図⑨-4は、飼料→豚→肉→人の食物連鎖におけるセシウム137の移行です。

■穀物

　図⑨-5は、穀物-パン-人の食物連鎖を示したものですが、この食物連鎖では、牛乳に至る連鎖とくらべて、放射性物質の運ばれ方が遅いのが特徴です。ここで注視すべき核種は放射性セシウムとストロンチウムで、収穫期の直前に放射性物質が降下した場合は、穀粒への移行が比較的大きくなります。

　これに対し、生育期のもっと早い段階で放射性物質が降下した場合は、植物の生長に伴う希釈などにより、含有量はもっと低くなります。降下が起こった年の翌年以降は、放射性物質が主に根から吸収されることになり、含有量は大幅に減少します。家畜の飼料となる穀物は、動物を介し、穀物→豚・家禽・牛→肉・卵・乳→人という食物連鎖をたどります。

■野菜

　野菜→人の食物連鎖の速度は速く、放射性物質の移行は速やかに起こります。屋外で栽培された葉物野菜のうち、葉の面積が大きいものは、降下した放射性物質の大部分を捕捉する可能性があります。収穫された野菜は新鮮な状態で流通に乗せられ、消費者のもとに短時間で届けられます。ジャガイモやニンジンなど、植物の地下部分が食料となる野菜は、葉が直接捕獲する放射性物質の影響を受けにくく、汚染ははるかに小さくなります（図⑨-6参照）。

図⑨-3　牧草→羊→肉→人の食物連鎖におけるセシウム 137 の移行

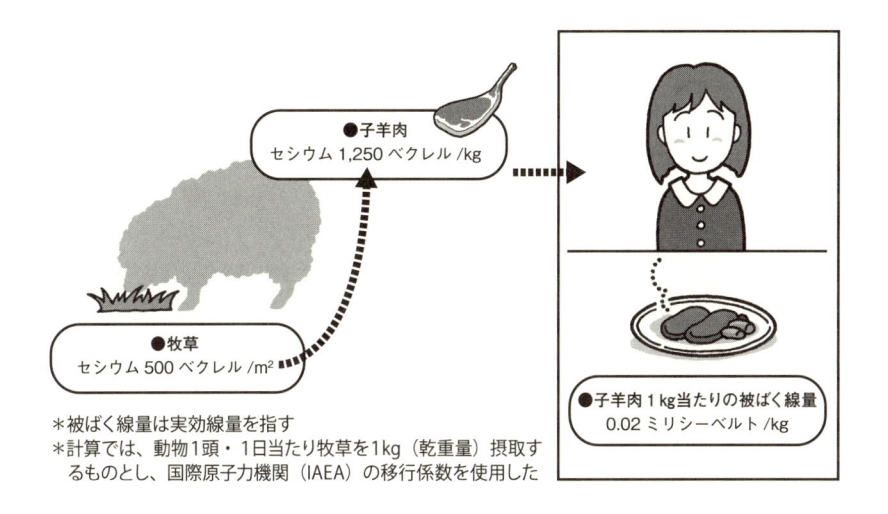

●子羊肉
セシウム 1,250 ベクレル /kg

●牧草
セシウム 500 ベクレル /m²

●子羊肉1kg当たりの被ばく線量
0.02 ミリシーベルト /kg

＊被ばく線量は実効線量を指す
＊計算では、動物1頭・1日当たり牧草を1kg（乾重量）摂取するものとし、国際原子力機関（IAEA）の移行係数を使用した

図⑨-4　飼料→豚→肉→人の食物連鎖におけるセシウム 137 の移行

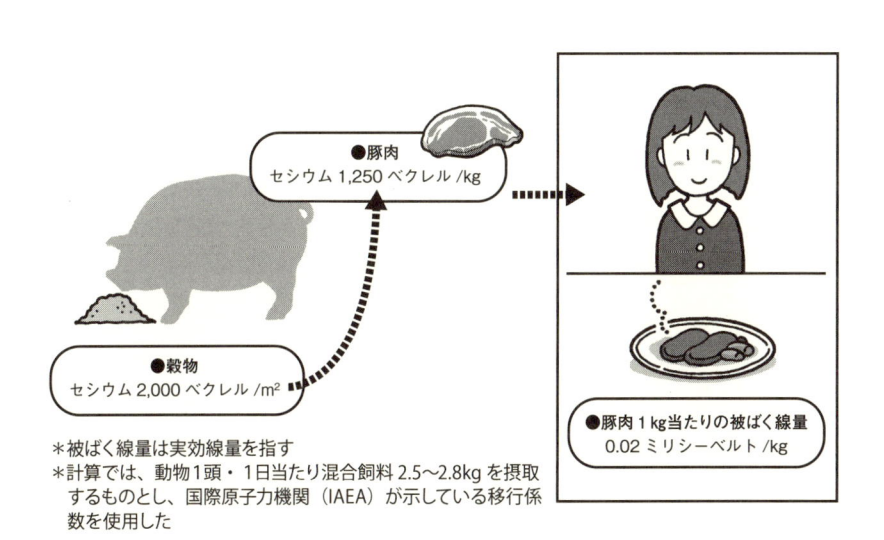

●豚肉
セシウム 1,250 ベクレル /kg

●穀物
セシウム 2,000 ベクレル /m²

●豚肉1kg当たりの被ばく線量
0.02 ミリシーベルト /kg

＊被ばく線量は実効線量を指す
＊計算では、動物1頭・1日当たり混合飼料 2.5〜2.8kg を摂取するものとし、国際原子力機関（IAEA）が示している移行係数を使用した

図⑨-5　穀物（穀粒）→パン→人の食物連鎖におけるセシウム137の移行

● パン
セシウム 1,250 ベクレル /kg

● 穀物
セシウム 1,600 ベクレル /kg

● パン1kg当たりの被ばく線量
0.02 ミリシーベルト /kg

＊被ばく線量は実効線量を指す

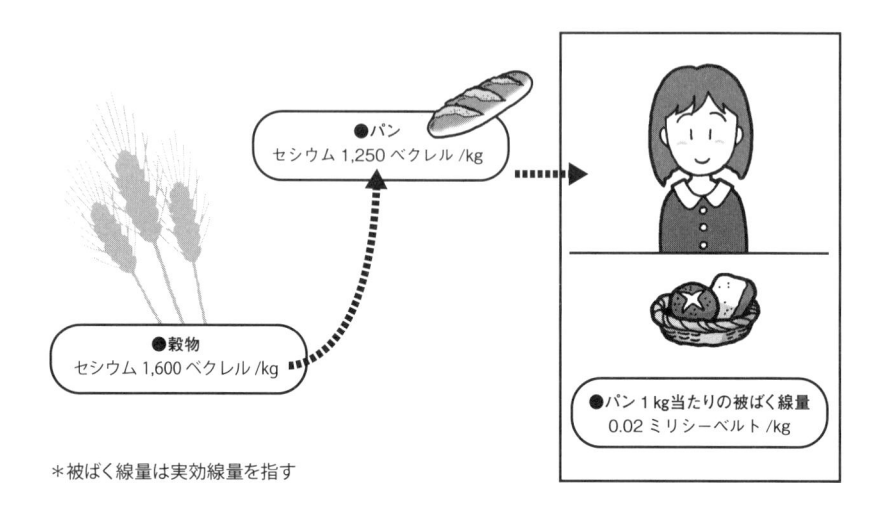

図⑨-6　野菜→人の食物連鎖

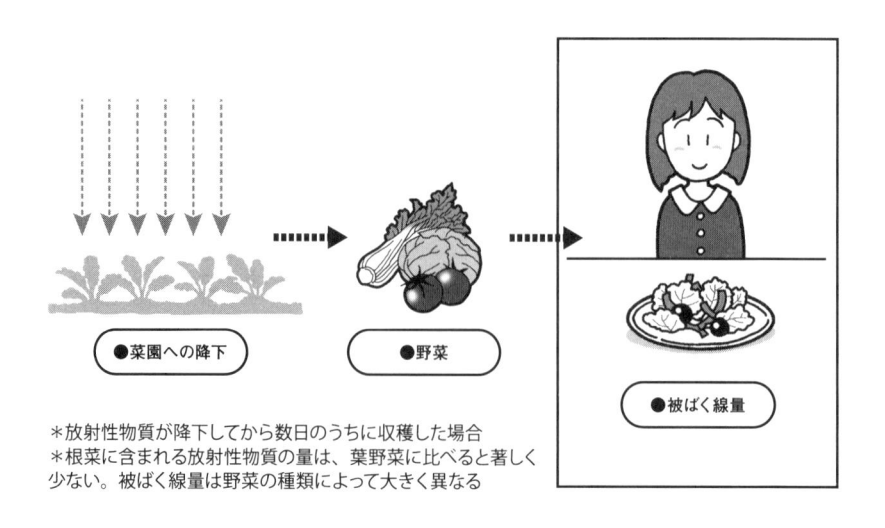

● 菜園への降下

● 野菜

● 被ばく線量

＊放射性物質が降下してから数日のうちに収穫した場合
＊根菜に含まれる放射性物質の量は、葉野菜に比べると著しく少ない。被ばく線量は野菜の種類によって大きく異なる

■水

　飲料水→人の食物連鎖では、土壌と地下水を介するため、放射性物質は非常に長い時間をかけて運ばれます。飲料水の水源や河川、湖沼が直接汚染された場合は、移行がもっと速く起こることもありますが、水の深さがかなりあれば、放射性物質が大幅に薄まる可能性が高くなります。浅い湖沼や河川などの深さのあまりない水源を使って、農地へ水を撒いたり、家畜の飲み水としたりしている場合は、放射性降下物に含まれる放射性物質がくわしくわかるまで、こうした水を使うべきではありません。

　スウェーデンでは人口の半数が、地下水を水源とする水道水を使っています。過去に行なわれた大気中核実験による放射性物質降下を分析した研究によると、降下してから数十年間の、飲料水の摂取を通じた放射性セシウムとストロンチウムの被ばく線量は、食事からもたらされる被ばく線量にくらべると非常に少ないことが明らかになっています。これは、飲料水中の含有率が低いためです。地表水源や地下水源からの水を浄水施設で処理して用いる場合にも、深く掘った井戸からの水を家庭用水として用いる場合にもあてはまります（図⑨-7を参照）。

■トナカイ肉

　地衣類→トナカイ→人の食物連鎖は、放射性セシウムが移行しやすい経路のひとつです。その背景にはさまざまな要因があります。晩秋から冬の間のトナカイのえさは、その大部分が地衣類で占められますが、この地衣類は、放射性降下物などの大気汚染物質を非常に効率的に捕獲し保持する特性を持っています。

　チェルノブイリ原発事故後におけるノルウェーでの経験から、以下のような大まかな関係式が成り立つことが明らかになっています。トナカイの飼育における放牧地の利用の仕方が現状のままだと想定した上で、$1\,m^2$当たりXベクレルのセシウム137が降下したと仮定すると、降下からの最初の1年間の地衣類（ハナゴケなど）の汚染度は、乾重量1kg当たりXベクレルとなり、その土地でトナカイを冬の間放牧したときのトナカイの汚染度は筋肉組織1kg当たりXベクレルになると推定されています（図⑨-8）。

　トナカイのセシウム137の含有量は、季節によって大きく変動します（図⑨-9）。トナカイの筋肉組織に含まれるセシウム137の量が最大となるのは、放射性物質が降下した後の最初の晩冬（3〜4月）です。その後、春が訪れ、

図⑨-7　飲料水→人の食物連鎖

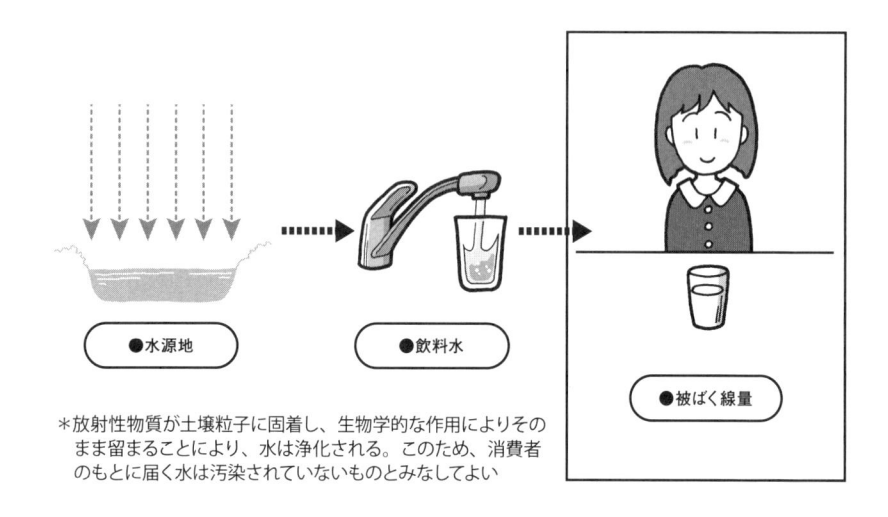

＊放射性物質が土壌粒子に固着し、生物学的な作用によりそのまま留まることにより、水は浄化される。このため、消費者のもとに届く水は汚染されていないものとみなしてよい

　トナカイが草や葉、灌木の芽などを食べるようになると、セシウム137の含有量は急激に減少します。減少の速度がもっとも早い時期には、1週間で含有量が半減します。セシウム137の含有量は、一般に8月が最少です。地表の汚染度がたとえ1 m^2 当たり4万ベクレルもあったとしても、この時点では含有量が1 kg当たり1500ベクレルまで減少していることもあります。そして秋になると、セシウム137の含有量は、再び急激な上昇を見せます。この上昇のもっとも大きな要因は、トナカイがセシウム137に汚染された地衣類やキノコ類を摂取することです。

　セシウム137の含有量は、このように1年を通じて大きく変動しながら、時間の経過とともに減少していきます。

　トナカイ肉に含まれるセシウム137の、通常の屠殺期における生態学的半減期は、実質4年前後と比較的長いことが、チェルノブイリ原発事故の経験から明らかになっています。事故によってもっとも深刻な被害を受けた地域では、トナカイ肉に残留するセシウム137の問題が21世紀に入ってからも長い間、影を落とすことになりました。地衣類は放射性物質を捕獲しやすいため、セシウム137の降下量が比較的少なかったとしても、トナカイ放牧にとっては大きな影響を及ぼす恐れがあります。

図⑨-8 　地衣類→トナカイ→人の食物連鎖におけるセシウム 137 の移行

●トナカイ肉
セシウム 1,250 ベクレル /kg

●地衣類
セシウム 1,250 ベクレル /㎡

●トナカイ肉 1 kg 当たりの
　被ばく線量
0.02 ミリシーベルト /kg

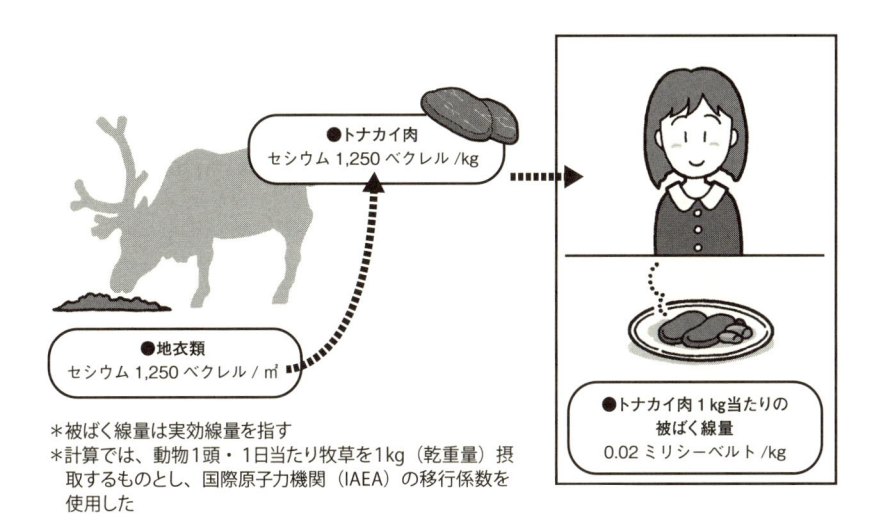

＊被ばく線量は実効線量を指す
＊計算では、動物1頭・1日当たり牧草を1kg（乾重量）摂取するものとし、国際原子力機関（IAEA）の移行係数を使用した

図⑨-9 　トナカイ肉に含まれるセシウム 137 の量の
　　　　 季節変動・長期的変化

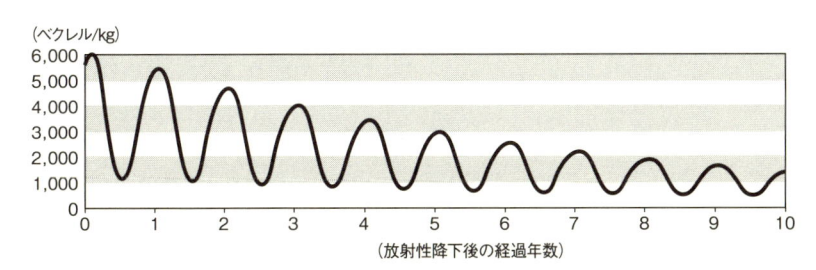

(ベクレル/kg)

縦軸：0〜6,000
横軸：0〜10（放射性降下後の経過年数）

＊6,000 ベクレル／㎡の放射性降下が春に起こったと仮定した。
＊時間軸のゼロ点は、放射性降下が起こった次の年の1月1日とする。

【出典：防衛研究所トービョーン・ニュレーン（Torbjörn Nylén）
　　　　およびスウェーデン農業大学ビルギッタ・オーマン（Birgitta Åhman）】

3章　放射性降下物の影響

●森林から得られる食料

　成熟した針葉樹が生い茂る森に降下した放射性物質の大半は、木の枝に付着します。その後、放射性物質は拡散していき、1年後にはセシウム137の大半が土壌の上層部、とりわけ有機物質を豊富に含む部分に移動します。木立や枯れ木には、降下したセシウム全体の約10～15％が含まれます。

　森林から得られる食料のセシウム137の濃度は、降下から1～2年の間は農産物とくらべると高い値です。ヘラジカ猟が行なわれる前の数カ月間、セシウム137で汚染された牧草地の草（1㎡当たり4万ベクレル）だけを食べたヘラジカの肉のセシウム濃度は1kg当たり数十ベクレルであるのに対し、同量の汚染を受けた森林に生息していたヘラジカの肉のセシウム濃度は1kg当たり平均750ベクレル、極端なケースでは2000ベクレルにもなったケースがありました。

　スウェーデン国内の全生態系の中で、セシウム137の生態学的半減期がもっとも長いと考えられているのが、森林生態系です。その理由は複雑ですが、土壌の栄養状態や土壌中に粘土鉱物が少ないことなどが影響しているのは明らかです。そのうえ、森林土壌では、耕作地とくらべて、キノコ類の菌糸体がセシウム137を吸収する大きな役割を果たしていると考えられています。

■ベリー類

　ブルーベリーやコケモモに含まれるセシウム137の量は、降下量が1㎡当たり約1万ベクレルの場合、乾重量1kg当たりおよそ300ベクレル（生重量で1kg当たりおよそ75ベクレル）となります。そのため大規模な放射性降下でないかぎり、ブルーベリーやコケモモに基準値を超える量の放射性物質が含まれる恐れはありません。その一方で、栄養素の乏しい土地に生育することの多いクラウドベリーは、一部の地域でこれよりも高い含有量を示す傾向があります。

■キノコ類

　キノコは種類によってセシウム137の吸収度が大きく異なります。たとえば、セシウム137が1㎡当たり1万ベクレル降下した場合、アンズダケやヤマドリタケに含まれるセシウム137は乾重量1kg当たり2000ベクレルであるのに対し、イグチ科のキノコやショウゲンジの場合は4万～8万ベクレルに

図⑨-10　放射性降下後のセシウム 137 の摂取

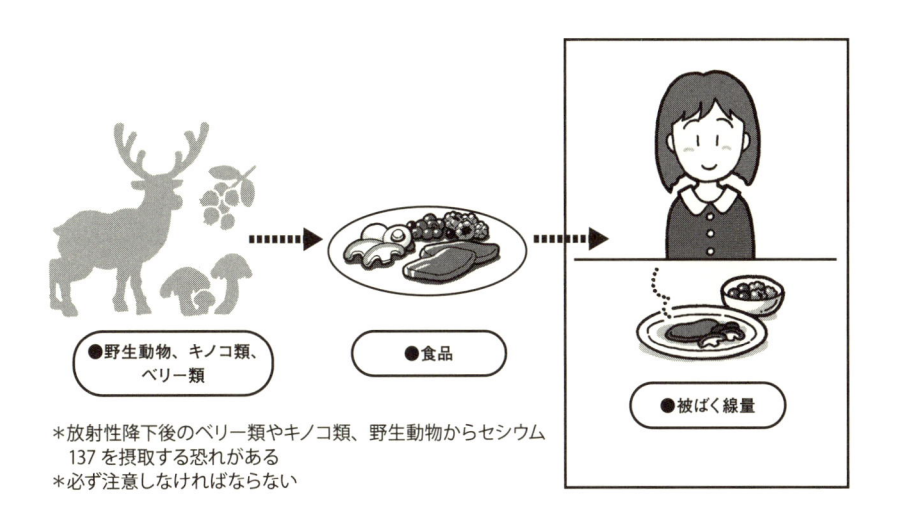

●野生動物、キノコ類、ベリー類
●食品
●被ばく線量

＊放射性降下後のベリー類やキノコ類、野生動物からセシウム 137 を摂取する恐れがある
＊必ず注意しなければならない

図⑨-11　スウェーデン北部のヘラジカ肉に含まれるセシウム 137 の量の変化

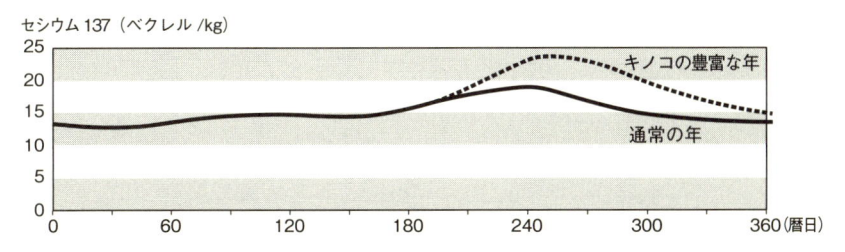

セシウム 137（ベクレル /kg）

キノコの豊富な年
通常の年

(暦日)

＊地表の汚染度は 1,000 ベクレル /m² とし、通常の年とキノコの豊富な年を比較している
＊キノコの豊富な年には、7月半ばから9月半ばにかけて、ヘラジカのえさの2％をキノコ類が占めると考えられる

【出典：防衛研究所トービョーン・ニュレーン（Torbjörn Nylén）】

3章　放射性降下物の影響

のぼることもあります。つまり、キノコ類は多量のセシウム137を森林から人へ移行させる媒介食品ということもできます。

アンズダケなどのキノコ類を、年に数回食べるだけなら被ばく線量は比較的少量ですが、キノコを大量に摂取する場合は、セシウム137の摂取量が高くなる可能性があります。ノロジカやそのほかのウシ亜目（反芻動物）はキノコを大量に消費します。これらの動物の体内のセシウム137の量は、季節によって大きな変動を示します。

■ヘラジカ肉

森林から人へセシウム137を移動させる経路の3つ目は、野生動物の肉です。地表1m²当たり1万ベクレルの放射性物質が降下した場合、狩猟の際のヘラジカの筋肉組織には、1kg当たり平均200ベクレルが存在します。

チェルノブイリ原発事故の際に行なわれた分析では、ヘラジカの筋肉組織に含まれるセシウム137の生態学的半減期は、おそらく物理的半減期とおなじ約30年であることが明らかになっています。季節によって変動する理由は、ヘラジカのえさの種類が変わるからです（図⑨-11）。キノコやスイレンはセシウムの含有量が多いため、ヘラジカ体内の含有量も増えますが、野草は逆に少ないので、野草を多量に食べる季節にはヘラジカのセシウム含有量が減るのです。

■ノロジカ肉

一般的に、ノロジカはヘラジカとくらべて、セシウム137の含有量が高いといわれています。ノロジカ肉に含まれるセシウムの量は、非常にはっきりした季節変動を示しますが、これはセシウム137を多く含むキノコの摂取量が1年を通じて変動することによって、説明できます（図⑨-12）。ノロジカの第一胃を開いてみると、内容物の20～30％がキノコ類です。

● 湖や河川から得られる食料

プランクトン→魚→人という食物連鎖は、野生動物や淡水魚を主食とする人びとにとっては、重要な意味を持ちます。そのうえ、魚に含まれる放射性セシウムの量が多くなると、その地域では観光客や釣り客の減少など、経済的・社会的な問題につながりかねません。チェルノブイリ原発事故後にも、こうした

図⑨-12　イェーヴレ市のノロジカに含まれるセシウム137の量の季節変動

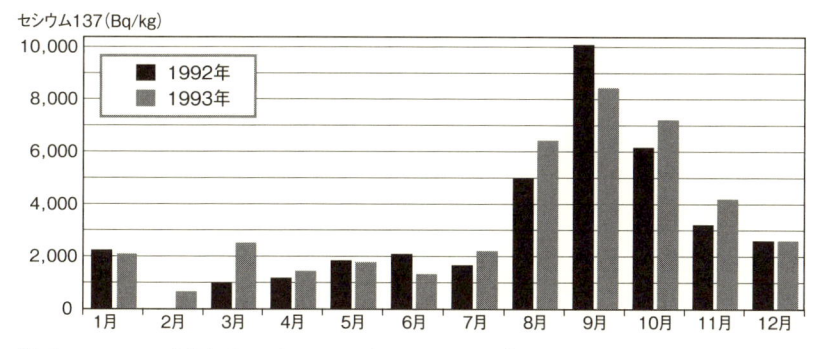

セシウム137（Bq/kg）

凡例：■ 1992年　■ 1993年

（グラフ：1月～12月の月別データ、9月が最大で1992年約10,000、1993年約8,400）

【出典：スウェーデン農業大学、グンネル・カレーン（Gunnel Karlën）】

問題が顕著に見られました。

　魚に含まれるセシウム137の量は、海洋魚よりも湖沼魚に多く含まれています。これは、湖沼の塩分濃度が低いため、カリウムの濃度も低いことが主な原因です。湖沼魚に含まれる放射性物質の量は、湖沼の水の入れ替わりに長い時間がかかるほど多くなります。

　湖沼や淡水魚に含まれる放射性物質の濃度を長期的に左右する要因は、以下のようなものが考えられています。
・湖沼の水に含まれる粒子と、その沈降速度（腐植質の含有量や水の硬度をはじめとする水の化学的条件と関係がある）
・湖沼の深さ。これは、放射性粒子が底から巻き上げられ、プランクトンの生息する部分まで上がってくるかどうかに影響する
・周囲の土壌や水路から湖沼に流入する放射性セシウムの量

　降下後にキタカワカマスなどの魚へ移行する放射性物質の総量は、湖沼によって50倍ほどの差が出ることがありますし、あるときはそれ以上の違いが生じることもあります。

　図⑨-13は、一般的な魚のセシウム137含有量の時間的推移を示しています。環境の中では複数の要因が組み合わさった結果、周囲の土壌からのセシウムの流入や水の入れ替わる速さなどに応じて、セシウム137の含有量が多くなることもあれば、少量にとどまることもあります（図⑨-14）。

図⑨-13 キタカワカマス、ヨーロピアンパーチ、ローチ、
ブラウントラウトのセシウム137の平均含有量

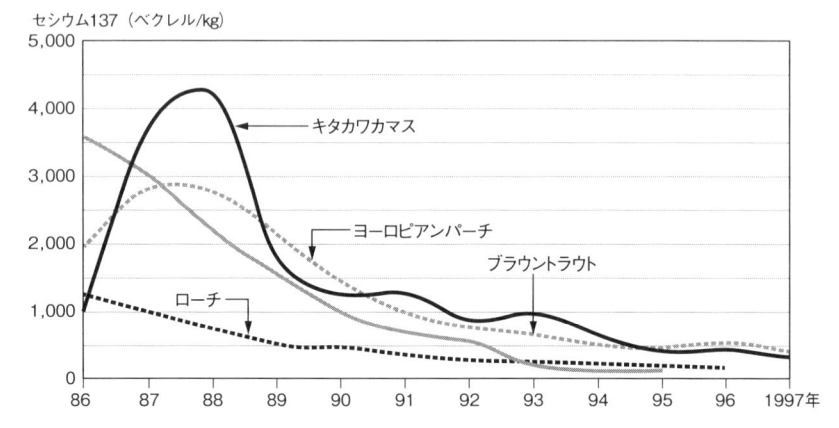

＊ローチ、ヨーロピアンパーチ、キタカワカマス──フィンランド・パイヤンネ湖に生息
＊ブラウントラウト──北欧各地の湖に生息

【出典：北欧原子力安全研究プロジェクトNKS/EKO-2】

図⑨-14 キタカワカマスのセシウムの平均含有量（環境別）

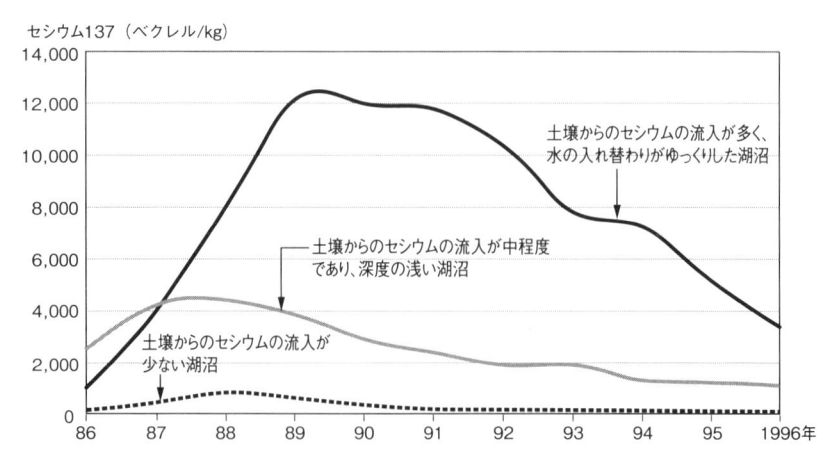

＊値はすべて地表のセシウム汚染度が1平方メートルあたり3万ベクレルであった場合に換算したものである。

【出典：北欧原子力安全研究プロジェクトNKS/EKO-2】

●移行係数

　放射性物質が食物連鎖の一段階から別の段階へ移行する度合いは、移行係数で表わすことができます。この係数は、動物の体内における放射性物質の吸収量と移行量が釣り合っていて両者に変化がない平衡状態で適用されます。
　移行係数はいくつかの形で表わされます。
　(1)食物連鎖中のある段階（例：牛乳）における放射性物質の量と、その直前の段階（例：牧草）におけるその物質の量との関係。
　この移行係数は、牧草のみを通じて放射性物質を体内にとりいれる動物に用いられることが多い。
　(2)畜産物（例：牛乳や肉）に含まれる放射性物質の量と、その動物が1日に摂取するその物質の量との関係。この定義に基づく移行係数には、F_m（飼料から牛乳）またはF_f（飼料から肉）の記号が用いられる。
　この移行係数は、畜舎で飼育する家畜のように飼料の投与がきちんと管理され、1日当たりの飼料の摂取量や、飼料に含まれる放射性物質の量が明らかである場合に用いるのが好ましい。
　放牧中の牛であれば、牧草の大まかな消費量を、そのほかの飼料の消費量や、その時点での牛乳生産のための栄養必要量、生きている状態での体重などを利用して算出できる。一般的なケースでは、1日当たり10〜12kgの牧草(乾重量)を消費し、25kgの牛乳を生産すると考えればよい。
　(3)食物連鎖の最終段階における放射性物質の含有量と、第1段階におけるおなじ物質の含有量との関係。
　これは、たとえば土壌から農作物や食肉への移行に用いることができ、それぞれTF_gおよびT_{ag}の記号で表わされる。農地に含まれる放射性物質の量は現在、ベクレル／m^2の単位で示されることが多い。以前は土壌1kg当たりのベクレル数（ベクレル／kg）で表されることが多かったが、その場合は土壌の密度を知る必要があった。
　一般的に言えるのは、移行係数の算出に考慮される食物連鎖の段階が多いほど、誤差が大きくなるということである。

移行係数

● 飼料から牛乳へ：

$$F_m = \frac{\text{牛乳中の放射性物質の濃度（ベクレル／}\ell\text{）}}{\text{家畜が1日に摂取する放射性物質の量（ベクレル/日）}}$$

単位：日/ℓ

● 飼料から肉へ：

$$F_f = \frac{\text{肉中の放射性物質の濃度（ベクレル/kg）}}{\text{家畜が1日に摂取する放射性物質の量（ベクレル/日）}}$$

単位：日/kg

● 土壌から農作物へ：

$$TF_g = \frac{\text{植物中の放射性物質の濃度（ベクレル/kg〈乾重量〉）}}{\text{地表への降下量（ベクレル／m}^2\text{）}}$$

単位：m^2/kg（乾重量）

● 土壌から肉へ

$$T_{ag} = \frac{\text{肉中の放射性物質の濃度（ベクレル/kg）}}{\text{地表への降下量（ベクレル／m}^2\text{）}}$$

単位：m^2/kg

一般的な目安

これらの示す目安は、食品汚染の程度を大まかに把握し、対策が必要かどうかを知るひとつの指標とすることを目的としたものである。対策の規模を決定するにあたっては、それぞれの状況に応じた、より詳細な計算が必要となる。

●**牛乳**

牛やヤギが1日にとりいれるヨウ素131、セシウム137、ストロンチウム90のうち、牛乳またはヤギ乳に移行する割合：

牛乳——ヨウ素131の約30％、セシウム137の約10％、ストロンチウム90の約5％

ヤギ乳——ヨウ素131の約50％、セシウム137の約20％、ストロンチウム90の約5％

●**牛肉とトナカイ肉**

牛肉——肉牛と乳牛がおなじ土地で放牧され、牧草を主要な飼料として食べる場合、牛肉に含まれるセシウム137の量（ベクレル/kg）は、牛乳に含まれる量の約5～7倍となる。

トナカイ肉——冬の放牧の際、肉に含まれるセシウム137の量（ベクレル/kg）は、トナカイが食べる地衣類に含まれる量（ベクレル/kg〈乾重量〉）とほぼ同量。地衣類に含まれるセシウム137は約4年で半減する。

肉の場合、ヨウ素131とストロンチウム90の含有量は、セシウム137の含有量にくらべるとごくわずかである。

●**その他の産物**

地表の汚染度が1000ベクレル/m^2である場合、降下から1～2年後にはセシウム137の含有量が以下のようになる（汚染度に比例して、以下の量も比例する）：

ジャガイモ——0.2～20ベクレル/kg（乾重量）

ブルーベリー、コケモモ——約5ベクレル/kg（生重量）

クラウドベリー——約10ベクレル/kg（生重量）

食用キノコ——10～150ベクレル/kg（生重量）。個体および種によって大きく異なる

ヘラジカ肉——約20ベクレル/kg

ノロジカ肉——含有量が最大となる秋で、100～200ベクレル/kg。季節によって変動する

湖沼魚——100～500ベクレル/kg。魚の種類や湖沼によっても大きく異なる上、おなじ湖沼でも地点によって大きな差がある。魚の種類によっては、数年経ってから最大値に達する場合もある。

10節　農業における放射性物質の移行を左右する要因

　農業をとりまく環境は複雑で、気候や土壌条件、植物栽培、家畜飼育などのほか、生産する農作物や畜産物の種類や用いる生産手段によっても左右されます。

　農作物の栽培はその生長に応じて、1年間にさまざまな段階を経ます。冬は休み、春から夏にかけて植物が生長し、作物が実り、そして秋に収穫です。放射性物質が食品に移行する度合いは、収穫された農作物がそのまま食品として用いられるのか、それとも、家畜の飼料としてまず用いられ、その畜産物を人が食べることで放射性物質を体内にとりこむのかによって異なります。

　農業製品に含まれる放射性物質の量は、次のような要因によって左右されます。
- 放射性物質が降下した時期
- 農作物の種類とその生長段階
- 土壌の特徴と土壌中の栄養分の多寡
- 家畜の種類、年齢、そして運動量
- えさの与え方、牧草の食べ方、そして家畜の体内への土壌の混入

●農作物の栽培の過程

放射性物質が降下した年とその翌年

　放射性物質が農作物の生長期に降下した場合、農作物への移行の度合いは初年（降下があった年）と翌年とでは大きく異なります。初年には、降下した放射性物質は空気中や雨から植物に直接捕獲され、残留します。これに対し、その翌年は放射性物質が主に根から吸い上げられます（図⑩-1、図⑩-2）。

　放牧地は多くの場合、地表一面を植物がびっしりと覆っており、降下してきた放射性物質を捕獲しやすい状態になっています。放牧地や耕起をしない牧草栽培地に特徴的なのは、放射性物質の降下から最初の数年間にセシウム濃度が

図⑩-1　農作物への放射性物質の移行

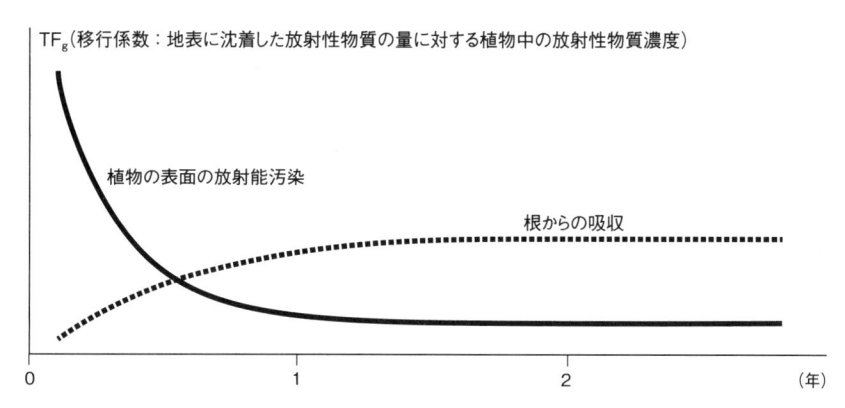

TF_g（移行係数：地表に沈着した放射性物質の量に対する植物中の放射性物質濃度）

植物の表面の放射能汚染

根からの吸収

0　　　　　　　　　1　　　　　　　　　2　　　（年）

＊初年は空気中からの直接沈着が放射能汚染の大部分を占める
＊しかしその後は、根からの吸収が大幅に増えていく

【出典：Klas Rosén、スウェーデン農業大学】

図⑩-2　牧草へのセシウムの移行係数

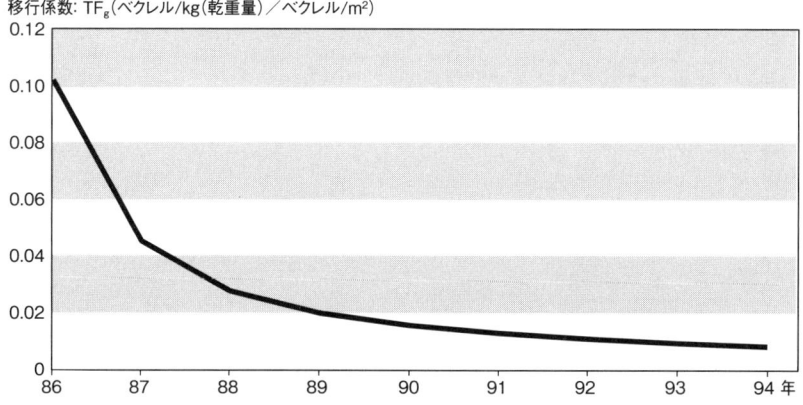

移行係数: TF_g（ベクレル/kg（乾重量）／ベクレル/m^2）

| 86 | 87 | 88 | 89 | 90 | 91 | 92 | 93 | 94年 |

＊チェルノブイリ原発事故の後8年間にわたる、放牧地の牧草へのセシウムの移行係数（イェムトランド県の山岳地帯）
＊移行係数は、牧草に含まれるセシウム濃度を、地表に沈着した放射性物質の量との比較で示す

【出典：Klas Rosén、スウェーデン農業大学】

図⑩-3　牧草中のセシウム 137 の濃度の減少

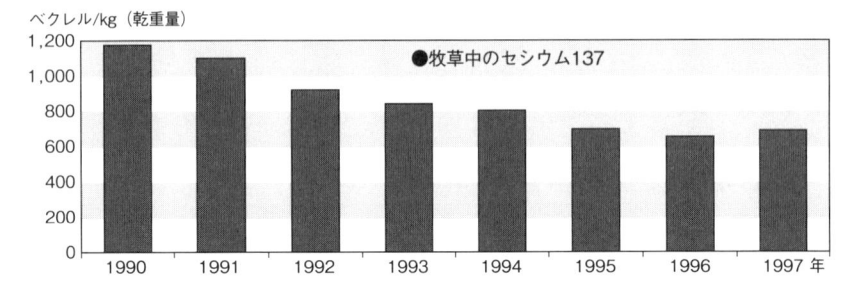

ベクレル/kg（乾重量）

●牧草中のセシウム137

＊イェムトランド県北西部の山岳地帯にある放牧地の牧草から1990年から1997年にわたって毎年8月にサンプルを採取し、セシウムの濃度を調査した
＊10km²に及ぶ放牧地の8カ所でサンプルを採取し、その平均値

【出典：Inger Andersson, Hans Lönsjö and Klas Rosén、スウェーデン農業大学】

大きく減少することです。

ただし、年ごとにセシウム 137 の減少率は徐々に小さくなっていきます。放牧地の生態学的半減期は最初の数年間が約 4 年ですが、その後、大きく上昇して行き、穀類などの農作物を栽培する農地の生態学的半減期とおなじ、20 年ほどに達します。

図⑩-3 は、山岳地帯の放牧地で行なわれた調査で、牧草中のセシウム 137 の濃度が減少していく様子を示しています。

●放射性物質が降下する時期

放射性物質が 1 年のどの時期に降下するかによって、汚染の影響や適した汚染対策が変わってきます。また、降下した地域や季節条件の違いを考慮に入れる必要もあります。

古い牧草や地表に残る前年の枯れ草は、降下した放射性物質を捕獲し、保持しやすため、古い牧草を食べる家畜は、新しく生えた牧草を食べる家畜よりも、体内にとりこむセシウム 137 の量が比較的多くなります。

放射性物質はその大部分が牧草を通して家畜の体内へとりいれられるため、その汚染に注意する必要があります。牧草の生長期のどの時点で放射性物質が降下するかによって、育てた牧草を飼料として使うことができるか、それとも廃棄処分すべきかが決まります（図⑩-4）。

図⑩-4 刈り取った牧草に残るセシウムの濃度

ベクレル/kg（乾重量）

●地表のセシウムによる汚染度が1m²当たり1,000ベクレル（1,000ベクレル/m²）であった場合の、刈り取った牧草に含まれるセシウム137の濃度

①
②

降下の時期（最初の刈り取りから何日前か）

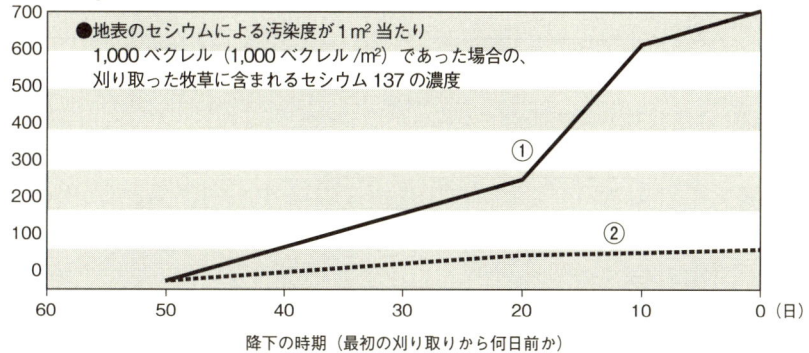

＊放射性物質がその年最初の刈り取りの0〜50日前にスウェーデン中部に降下した場合を仮定している
＊①は最初の刈り取り（夏至の頃）、②はその年2度目の刈り取り（8月半ば）を示している
＊最初の刈り取りの50日前は、チェルノブイリ事故の際のスウェーデンにおける降下時期に相当する

【出典：Klas Rosén、スウェーデン農業大学】

図⑩-5 牧草と穀類に含まれるセシウム137の濃度

移行係数：TF_g（ベクレル/kg（乾重量）／ベクレル/m²）

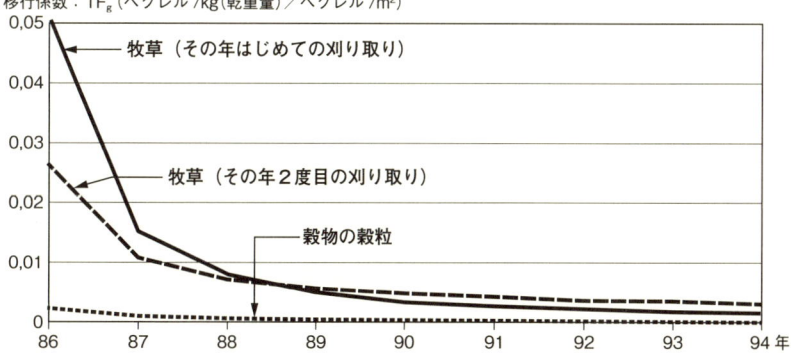

牧草（その年はじめての刈り取り）
牧草（その年2度目の刈り取り）
穀物の穀粒

＊チェルノブイリ事故のあと1986年から1994年にかけてイェーヴレボリ県で収穫された牧草と穀類に含まれるセシウム137の濃度の平均値

【出典：Klas Rosén、スウェーデン農業大学】

3章 放射性降下物の影響

穀類の栽培においても、放射性物質の降下の時期に応じて、収穫した穀物をパンや飼料に使うか、それとも廃棄処分するかを決めなければなりません。収穫の直前に放射性物質が降下した場合は、穀粒へ多くの放射性物質が移行します。しかし、降下から1年経つと、その年に収穫される穀類に含まれるセシウムの濃度はすでにかなり低下しています。一般に、穀類中のセシウム濃度は牧草の10分の1です（図⑩-5）。

　放射性物質がいつ降るかは、放牧中の家畜にとっても、畜舎内で穀類を食べて生長する家畜にとっても大きな意味を持っています。もし、放牧したての頃や、最初の牧草を刈り取る前に放射性物質が降下すれば、牛乳や牛肉の生産に直ちに影響が出ます。

　この時期は、冬のために蓄えていた飼料が底をついていることが多く、家畜の所有者は汚染された放牧地に家畜を放牧せざるを得なくなるかもしれません。もしも、穀類の収穫直前に放射性物質が降下すれば、豚や鶏の飼育にも大きな影響を与えることになります。

■農作物のどの生長段階で放射性物質が降下するか

　地表面積当たりの農作物の体積とその変化は、その農作物の地上部分が沈着した放射性物質をどれだけ捕獲し、保持するかに大きく関係してきます。

　農作物の葉の数や、重量に対する表面積の比率は、生長期間を通じて変化します。沈着した放射性物質のうち、農作物の地上部分に捕獲される割合は、10～90％の間で変動します。この割合は、雨の強さや降雨時間の長さ、そして葉の表面積やその生長に大きく左右されます。放射性物質の捕獲は、農作物の生長期のはじめ頃は比較的少ないものの、体積が増すにつれて増えていくためです。牧草を刈りとる直前に放射性物質が降下した場合は、捕獲量は非常に多くなります。植物の地上部分が捕獲する量が減るほど、土壌や地表を覆う植生に沈着する放射性物質の量は増えます。

　農作物の生長段階は、地域によって異なります。播種や収穫の時期や収穫期間の長さが農作物によって異なりますし、国内でも地域差があるからです（表⑧-1参照）。農作物の生長の早さも年によって異なりますし、おなじ地域でも土壌の種類や地形によって差が出ることがあります。

■収穫までの時間

　降下した放射性物質の一部は、植物上に沈着してそこに留まり、植物の中にとりこまれますが、別の一部は地表に落ちて根から吸収されます。一度は地表に落ちたものの、雨などにはじかれて土壌粒子と一緒に植物に再び付着するものもあります。また、牧草の表面から放射性物質が地表に落下したり（図⑩-1参照）、牧草の体積が増えたりする（図⑦-3参照）ことで、牧草の放射能濃度は減少します。

　植物にとりこまれた放射性物質の量が半分になるまでの時間を示す生物学的半減期は、農作物の種類や季節によって異なりますが、牧草であれば通常は2～3週間です。放射性物質の根からの吸収は、放射性物質が降下したその年の段階ですでに多いのですが、その翌年以降にますます増えていきます。

　通常は、牧草の地上部分に沈着した放射性物質の約5～25%が収穫の時期まで牧草に留まります。チェルノブイリ原発事故のときを例に挙げれば、ウプサラ地方で1986年に収穫された牧草には、沈着したセシウム137の約5%が残留していました。牧草に含まれる放射性物質の濃度は、おもに牧草の生長と、雨によって放射性物質が地表に洗い落とされることによって変化します。

　図⑩-4は、放射性物質の降下の時期と収穫の時期との関係が、牧草に残留する放射性物質の量にどう影響を与えるかを示したものです。この図では、スウェーデン中部でその年はじめて刈り取る牧草と2度目に刈り取る牧草が比較されています。おなじ日にスウェーデン全国に放射性物質が降下したとしても、それから牧草の刈り取りまでの日数が地域によって異なるため（表⑧-1参照）、収穫された牧草に含まれるセシウム137の濃度も異なります。

　たとえば、6月半ばにおなじ量の放射性物質がスウェーデン全土に降り注いだとすると、ヨータランド地方（スウェーデンの南部）の南部ではその直後に牧草の刈り取りが行なわれるため、3～4週間後に刈り取りが行なわれるノルランド地方（スウェーデンの北部）の南部にくらべて牧草に含まれるセシウム137の濃度が約5倍高くなります。

■その年はじめての牧草の刈り取り、2度目の刈り取り、3度目の刈り取り

　その年最初の牧草を刈りとる直前に放射性物質が降下した場合、放射性物質の大部分が牧草と一緒に刈り取られます。そのため、その後、牧草が再び生長し、2度目に刈り取るときには牧草のセシウム濃度が最初の刈り取りよりも低くなります（図⑩-4）。

肥料をしっかりと与えた、ミネラル質の豊富な土壌であれば、2度目の刈り取りでは最初の刈り取りにくらべてセシウム濃度が5分の1～20分の1になります。3度目の刈り取りでは、たいていの場合、濃度がさらに低くなります。ただし、栄養分に乏しい砂地や腐植土では、ミネラルの豊富な粘土土壌にくらべて、放射性物質の移行度が高くなると考えたほうがよいでしょう。

　図⑩-5を見てください。放射性物質が降下した最初の数年間は、1度目の刈り取りの方が2度目よりもセシウム濃度が高いことがわかります。しかし、その後、2度目の刈り取りのほうが高くなります。これは、根の深さの違いなどによって説明できます。

●土壌の特徴：生物学的利用能と植物による吸収

　放射性物質が降下した最初の年は、植物が吸い上げる物質の大部分が土壌の中で水に溶けた状態で存在する放射性物質で占められています。ただし、植物が吸い上げる放射性物質の量は、土壌に含まれる粘土や腐植土の濃度、栄養素の状態、pH度、植物の種類、土壌中の根の広がり方、植物の吸収能力、土壌の湿度、土壌中の菌糸体の存在などによって大きく左右されます。ミネラル土壌の中でとくに粘土鉱物を多く含む土壌は、セシウムが吸着しやすいため、植物が吸い上げる放射性物質の量は少なくなります。

　これに対し、腐植土を構成する有機物質はセシウムを吸着する能力がミネラル成分よりも劣るため、腐植土を多く含む土壌では、植物が吸い上げるセシウムの量が多くなります。

　すでに紹介したように、植物は葉や根を通じてセシウムを吸収します。葉を通じた吸収は、放射性物質が降下した直後にもっとも盛んになった後に減少していきますが、根を通じた吸収は根が届く範囲の土壌にセシウムが存在する限り続くことになります（図⑩-1）。

　このように、セシウムやストロンチウムが土壌に吸着されずに自由に動き、植物に吸い上げられやすい状態にあることを「生物学的利用能（りようのう）」と呼びます。葉の表面も、土壌の表面で雨がはね返ることによって放射能汚染を受けることもありますが、根から吸い上げられる放射能の量にくらべるとこの経路による汚染は少ないのです。

　セシウムイオンは化学的にはカリウムイオンとおなじ性質を持つため、カリウムイオンとおなじメカニズムを通じて吸収され、植物内で移動します。カリウムは通常、植物の内部でもとくに生物学的活動が活発な芽や葉、根などの部

表⑩-1　放射性物質が降下した翌年の移行係数

	農作物	穀類	牧草 (刈り取って 干し草にする)	牧草 (放牧用に 栽培したもの)	牧草 (自生)	ジャガイモ
セシウム137	粘土鉱物の多い土壌	0.00005	0.005	0.005	0.01	0.0003
	砂地からなる土壌	0.0002	0.01	0.01	0.02	0.0012
	腐植土の多い土壌	0.002	0.1	0.1	0.2	0.012
ストロンチウム90	粘土鉱物の多い土壌	0.0005	0.01	0.01	0.02	0.001
	砂地からなる土壌	0.001	0.02	0.02	0.04	0.002
	腐植土の多い土壌	0.0005	0.01	0.01	0.02	0.001

＊移行係数は、農作物中の濃度（ベクレル /kg（乾いた状態））と地表に沈着した放射性物質の量（ベクレル /m^2）との関係を示している

【出典：Klas Rosén、スウェーデン農業大学】

分に集まりやすいため、セシウムもそのような場所に集まることになります。

　セシウムが植物に吸収される度合いは、主に土壌中の生物学的利用能とカリウムの存在量に左右されます。カリウムとセシウムの比率によって、植物の根がセシウムを吸い上げやすいかどうかが決まるのです。植物はセシウムイオンよりもカリウムイオンを好む傾向にあります。そのため、カリウムをわずかでも土壌に添加すると、セシウムの吸収が大きく減少します。したがって、カリウム肥料を土壌に撒布することは、植物へのセシウム137の移行を減らす手段としては適しています（**13節**参照）。

　これにくらべ、腐植土ではセシウムが植物に比較的吸収されやすい状態にあります。また、腐植土中ではストロンチウムよりもセシウムが植物に吸収されやすいのです。**表⑩-1**は、一般的な5つの農作物に対する放射性物質の移行係数の平均値を示しています。これは、放射性物質が降下した翌年に、スウェーデン農業大学が3種類の異なる土壌を用いて行なった研究に基づいています。

　人が手をつけていない自然の土地は、往々にして栄養素に乏しいことがあります。また、枯れた葉や植物が腐り、それが新たな植物の栄養素になるという効率的なサイクルが確立しているため、沈着したセシウムがミネラル質の多い土壌に触れる機会はあまりありません。自然の土壌で育つ植物のセシウム濃度が高いのは、この2つの理由によります。

　地表に沈着した放射性物質は、植物の根が生い茂る地中へと、時間をかけな

図⑩-6　砂地土壌におけるセシウム137の移動

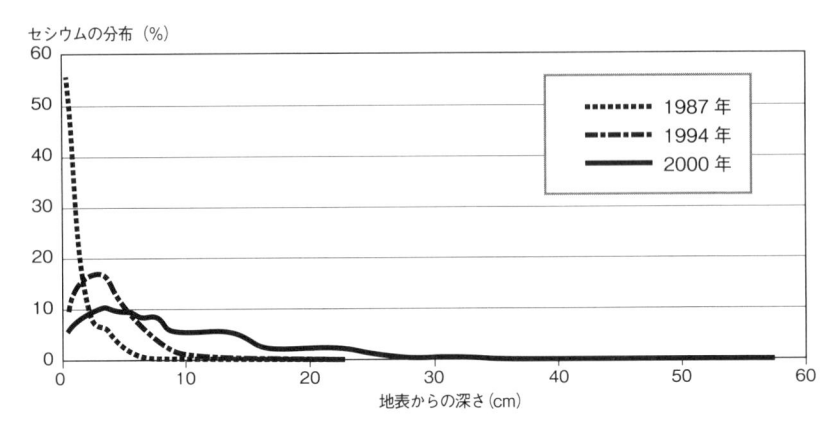

セシウムの分布（%）

凡例：
- ・・・・・・ 1987年
- ―・― 1994年
- ― 2000年

横軸：地表からの深さ（cm）

＊土壌にまったく手を加えなかった場合
＊チェルノブイリ原発事故から1年後、8年後、14年後

【出典：Klas Rosén、スウェーデン農業大学】

がらゆっくりと拡散していきます。放射性物質が土壌中で垂直方向に拡散する速度を決める重要な要素は、土壌の特性と生物学的なプロセスです。たとえば、土壌中の粘土鉱物とミミズの存在が重要です。

このような垂直方向の拡散があるにもかかわらず、地表に沈着したセシウムの大部分は土壌中で植物の根が生い茂る部分の上部に、かなり長いあいだ留まります（図⑩-6）。チェルノブイリ原発事故の際に土壌に沈着したセシウム137は、事故から14年が経った時点でもその9割以上が地表から0〜10cmの部分に留まっていたという研究報告があります。土壌中における垂直方向の拡散速度は、土壌の種類によって若干異なりますが、通常は1年当たり1cm以下であり、多くの場合、0.2〜0.7cmです。

放射性物質がどのような化学的状態で存在するかによって、家畜の体内に吸収される度合いも異なります。土壌のミネラル粒子に固着した放射性セシウムは、イオン状のセシウムや水に溶けた状態のセシウムにくらべて、家畜の胃腸内での吸収率が低くなります。

チェルノブイリ原発事故から1年目は、多くのケースで、飼料（牧草など）から畜産物に移行した放射性物質の量が予想よりも少なかったことがわかっています。これはおそらく放射性セシウムが土壌の表面を汚染しており、その一部が土壌のミネラル粒子に固着していたためだと考えられます。

表⑩-2 乳の移行係数と食肉と卵の移行係数

動物の種類	畜産物	ヨウ素131	セシウム134 セシウム137	ストロンチウム90
牛	牛乳	0.01	0.0079	0.0028
	牛肉	0.038	0.051	0.008
羊	羊の乳	0.49	0.058	0.056
	羊肉（子羊）	0.03	0.49	0.33
ヤギ	ヤギの乳	0.43	0.1	0.028
	ヤギの肉	―	0.23	0.0028
豚	豚肉	0.0033	0.24	0.04
家禽（鶏）	鶏肉	0.011	12.0	0.08
	鶏卵（卵全体）	1.0	0.45	0.18

*国際原子力機関（IAEA）が1994年に発表した"Technical report no.363", Table Vに基づく
*移行係数 F_m および F_f は、牛乳中の濃度（ベクレル/ℓ）および食肉中や卵中の濃度（ベクレル/kg）と動物の日々の摂取量（ベクレル/日）との関係を示している

【出典：Klas Rosén、スウェーデン農業大学】

●家畜の飼育の過程

■家畜の種類

　動物の種類によって、放射性物質を蓄積する度合いが異なります（表⑩-2）。ウシ亜目（シカ、牛、ヤギ、羊など）は、胃の中にとりこんだセシウムの吸収率が、それ以外の動物にくらべて低くなっています。それと同時に、ウシ亜目は尿よりも糞を通じてセシウムを体外に排出する傾向にあります。

　動物の種類によって放射性物質の蓄積に差があるのは、たとえば、えさの種類、胃の中での消化の仕方、糞尿として排出されるまでの胃腸内での消化物の滞在時間などが動物によって異なるためです。体重1kg当たりの代謝速度の違いも影響します。鶏をはじめとする家禽などの小さな動物は一般に体重に対する代謝速度が大きいですが、これは体重に対する体表面積が大きいためです。その結果、放射性セシウムの移行係数が高い傾向にあります。

　スウェーデン農業大学がチェルノブイリ原発事故後に行なった実験では、食料の生産に重要な意味を持つ家畜に対する、飼料から畜産物へのセシウム137の移行係数が計算されています。それによると、牛乳0.0067、子羊肉（畜舎内での飼育）0.24、子羊肉（放牧）0.81、豚肉0.46、鶏肉（肉用に飼育）3.3、

表⑩ - 3　骨格筋やその他の器官に蓄積したセシウム 137 の濃度比較

	筋肉組織	心臓	肝臓	腎臓
子羊（サンプル数 10）	465[※1]	292	249	530
豚　（サンプル数 6）	141[※2]	120	86	142

＊チェルノブイリ事故による放射性降下物で汚染された干し草と穀類を羊（子羊）と豚にそれぞれ与えた
※1 それぞれの羊から採取された前足、あご、首、肩、背、外もも、内もものサンプルの平均
※2 前足のサンプルの平均

【出典：Inger Andersson et al. スウェーデン農業大学】

鶏卵 0.80 でした（**表⑭-1** 参照）。そこでは、セシウムを吸着する添加物の効果も示されています。

■年齢・生長・生産規模

　移行係数は動物の年齢によっても変わってきます。若くて生長の著しい個体は、歳を取った個体よりも放射性物質を蓄積する率が高い傾向にあります。たとえば、子羊の移行係数は、生長した羊の移行係数の約3倍あります。また、1カ所で大量に家畜を生産すると、家畜の体内における放射性物質の蓄積が少なくなる傾向があります。

■さまざまな器官や体内組織への蓄積と家畜の運動量

　放射性セシウムが家畜の体内のさまざまな器官や組織に蓄積する様子は、複数の調査によって明らかにされています。スウェーデン農業大学は、チェルノブイリ原発事故のときの放射性降下物で汚染された干し草を子羊に与える実験を、他の条件を一定にした環境の中で行なっています。これによると、セシウム 137 の濃度がもっとも高いのは通常は腎臓であることが明らかになりました（**表⑩-3**）。

　一方、脳と肝臓は、腎臓や骨格筋にくらべてセシウムの濃度が低かったのです。筋肉にはさまざまな種類がありますが、セシウム濃度にはわずかな差しか見られませんでした。チェルノブイリ原発事故のときに汚染された穀類を豚に

与えた実験でも、同様の結果が得られました。

また、スウェーデン農業大学が行なった別の実験では、チェルノブイリ原発事故で汚染された穀類を食肉用の鶏に与えた結果、一部のケースでは茶色の肉よりも白色の肉のほうがセシウムの濃度が若干高かったといいます。一方、別の実験ではさらに大きな違いが確認されています。この研究は、食肉の特定の部分を分離したり、消費者がたとえば鶏肉のうち白色の肉を自分で除去するなどの対策をとることで、内部被ばくを抑えることができると指摘しています。

ついでに付け加えるならば、スウェーデン農業大学で行なわれた、乳牛にチェルノブイリで汚染された牧草を与える実験では、早朝に搾った牛乳と晩に搾った牛乳とのあいだに、放射性セシウムの濃度の違いは確認されませんでした。

家畜が物理的な運動をした場合、放射性物質の移行にある程度の影響を与える可能性があります。血液の流れが速くなると代謝も早くなるため、活発に運動する筋肉では不活性の筋肉よりも、放射性セシウムの蓄積および排出が早くなると考えられます。

つまり、長い目で見れば、あまり運動をしない筋肉は活発に運動をする筋肉よりもセシウムの濃度が高くなるということです。すでに紹介したように、食肉用として飼育された鶏肉のうち白い部分（活発でない筋肉）は茶色の部分（活発な筋肉）よりもセシウムの濃度が高いことがわかっています。

ノルウェーで行なわれた、羊（子羊）にセシウム134を経口投与する実験では、条件をすべて一定にした環境の中で、羊に時速4.3kmで毎日8km歩かせましたが、筋肉中のセシウム濃度は運動をさせない羊と違いがありませんでした。しかし、セシウム134の経口投与を止めた後にセシウムの排出速度を比較してみると、運動をさせた羊のほうが運動をさせない羊よりも速かったのです。つまり、動物が物理的な運動をすることによって、放射性物質の生物学的半減期が短くなったということです。

■飼料の種類

エネルギーやタンパク質、ミネラル分、ビタミンのバランスを考えて配合された飼料は、家畜への放射性物質の移行を抑えます。また、食物繊維を豊富に含む飼料は、糞とともに放射性物質を体外に排出しやすくするなどの理由から、胃腸におけるセシウムの吸収を減らすと考えられます。

他方で、一般に牧草は他の飼料にくらべて放射性物質を多く含んでいることが予想されます。したがって、飼料の選択は、飼料から家畜の体内へ移行する

放射性物質の総量を左右するのです。

　放牧地で家畜が食べる牧草の量は、主に牧草の量や放牧地の面積に対する家畜の数、牧草の栄養含有量、牧草の味などによって変化します。1日のうち牛が牧草地で過ごす時間の長さも、もちろん影響を与えます。

　また、その他にも畜舎内で与えられる他の飼料の量や、家畜の体重、健康状態、そして農場での家畜生産量などによっても変わってきます。乳牛であれば通常、体重100kg当たり1～3kg（乾重量）の牧草を毎日必要とする計算です。ある実験では、それ以上を消費することもあるという結果が出ています。牛の運動だけを主な目的として放牧地で牛を放牧する場合は、そこで牛が食べる牧草の量は上に挙げた数値よりも少なくなります。牛が放牧地で十分に牧草を食べるためには、牛が食べる牧草の量の少なくとも5割多い量の牧草を、放牧地が供給しなければなりません。牛は生えている牧草をすべて食べるわけではないからです。

■放牧地での牧草の食べ方

　家畜によって放牧地での牧草の食べ方が違うため、体内にとりこむ牧草の部分も異なります。

　牛は舌を使って牧草を食べるため、牧草の大部分を、ときには地表に近いところまで食べ、地表に残る前年の枯れた牧草、根、さらには土壌の粒子まで体内にとりこむこともありますが、一般には牧草の上部だけを選んで食べる傾向があります。概して、牛は羊ほど地表に近い部分までは食べません。

　これに対して、羊は地表に非常に近い部分まで食べ尽くす傾向にあります。

■土壌の摂取

　すでに説明したように、放射性物質は土壌の粒子に固着していることもあります。家畜によっては、意図的に土壌を体内にとりこむ場合もあり、飼料に混じった土壌を一緒に食べてしまう場合もあります。土壌の摂取量に応じて家畜が体内にとりこむ放射性物質の量も変わってきます。ただし、土壌粒子に固着した放射性セシウムの生物学的利用能が低いため、体内では吸収されにくいのです。

　これまでの研究によると、羊や牛が体内にとりこむ土壌の量は大きなばらつきがあります。ほとんどとりこまない場合もありますし、極端な場合には羊は1日の飼料の摂取量（乾重量に換算）の30％、牛であれば1日の飼料の摂取

量の18%に相当する量の土壌をとりこむこともあります。これは1日当たりの量に換算すれば、羊では0.4kg、牛では2～4kgになります。チェルノブイリ原発事故によって汚染されたスウェーデンの山岳地帯の放牧地で行なわれた調査によると、子羊が体内にとりこむ土壌は微々たるものであるため、土壌を通じてとりこむセシウム137の量も、牧草を通じて体内にとりこむセシウムの量にくらべるとわずかなものでした。

　屋外で飼育する豚は、土壌を掘り起こして植物の根などを食べるため、ある程度の土壌を体内にとりこみます。そのため、放射性物質が降下したときには放射性物質を体内にとりこみやすいのです。鶏も砂利や土壌粒子などをとりこみやすいため、おなじことが屋外で飼育する鶏にも言えます。

11節　心理的・社会的影響、労働環境への影響、経済的問題

●心理的・社会的影響

■放射能汚染のレベルや線量だけの問題ではない

　原子力事故の影響は、放射能汚染の水準や被ばく線量といった数値だけで表現されるものではありません。事故がもたらす心理的影響や社会的影響も重要な問題です。スウェーデンでもチェルノブイリ原発事故の後には、無形の価値が失われたり、ライフスタイルの変化を余儀なくされたりという影響が見られました。たとえば、狩猟や釣りの楽しみが失われたり、自分にとって身近だった森や土壌に対する親近感が変化した、といったものです。

　心理的反応の中には、恐怖や怒りなどのように、放射能被ばくという具体的なリスクに直接関係しているものや、もっと間接的な理由に起因する影響もあります。研究によると、自分が放射能で汚染された地域にいると知るだけで、悲観的な気持ちを抱いたりストレスを感じたりすることもあるといいます。このような感情は、単に被ばく線量や食品の汚染水準といった客観的情報の主観的な把握に過ぎないとして軽視してはいけません。

　原子力事故の放射線学的影響は、実験を用いればある程度は予測できますし、研究も進んでいます。これに対し、心理的・社会的影響は予測が困難なのです。チェルノブイリ原発事故の後の人びとの反応は国によって異なり、それぞれの国の行政機関の対応の仕方に左右されました。チェルノブイリ原発事故に際して人びとがどのように反応したかという教訓も、それが新たな事故が起きた場合に参考にできるかどうかは、その事故に対する人びとの解釈や理解の仕方が、チェルノブイリ原発事故のときと似たものかどうかによって決まります。

　一方で、過去のできごとで受けた自分の体験や記憶が、新たなできごとが起きた場合のその人の反応を左右するという見方も強くあります。チェルノブイリ原発事故のときの汚染は、専門家が予想したよりもゆっくりと減少してい

ましたが、人びとがこのことを知っていれば、新たな原子力事故が起きたときの反応の仕方も変わってくると考えたほうがよいでしょう。

■心理的・社会的な影響にも真剣に対処すべき

　放射能汚染に対する対策や勧告を発表しても、それが一人ひとりの個人にとって有益だと理解してもらえなければ、誰も従わないでしょう。しかしその一方で、その対策や勧告が社会にとっても意味があるかどうかという点も、人びとがきちんと実行に移すかどうかを大きく左右します。チェルノブイリ原発事故の際には、たとえば女性は自分自身の被ばく線量よりも自分の子どもの被ばく線量をなるべく減らそうと努力しました。

　また、社会への帰属意識は、人びとの集団が大きい場合でも重要な意味を持つことがあります。たとえば、農業従事者でもとくに家畜を飼育する人たちが勧告に従うかどうかを決める要因として、「社会の一員としての責任感」の重要性が指摘されています。

　製品や消費者を保護するために発令される放射能汚染対策の中には、心理的な影響を緩和することを主な目的としているものもあります。自分の置かれた状況を自分自身の行動を通じて変化させたり、管理することを可能にするような対策は、放射線の被ばく線量を抑える効果がたとえ小さかったとしても、心理的にはよい効果をもたらすことがあります。

　また、一般に、対策を実行する場合には、その対策がもたらす実際の効果と、そのために必要な作業や、日常生活の貴重な無形価値が失われる恐れがあるというマイナスの効果とをきちんと比較する必要がありますが、この場合でも、その対策に対する人びとの信頼やその対策がどのような象徴的含意を持っているかといった心理社会的な要素を考慮する必要があります。

　事故直後の危機的な段階が過ぎ去った後でも、行政機関が放射能汚染や被ばく線量の測定を続け、その結果を公表することは、心理的によい効果をもたらすこともあります。同様に、被害の少なかった地域でも測定をきちんと行なうことは、人びとの心理にとって意味があります。深刻な被害を受けたイェーヴレ地域の農業従事者を対象として1998年に行なわれた調査によると、チェルノブイリ原発事故から12年が経った後でも、現在の汚染の測定結果がどうであったか、また自分の農場の農産物・畜産物のサンプルを行政機関がきちんと検査しているかどうかが、未だに農業従事者の間での話題となっていたといいます。

図⑪-1　家族でも対応が異なる

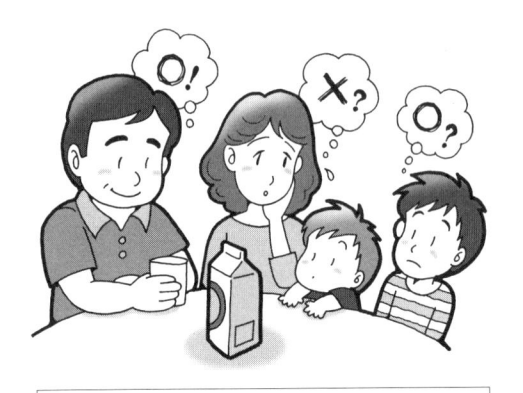

食べ物の習慣を変えようとする傾向は、おなじ家族の中でも年齢や性別によって異なる。

■消費者は一様というわけではない

　消費者が示す反応は、グループごとに異なります。チェルノブイリ原発事故後に行なわれた生活習慣に関する調査では、放射能汚染を避けるため生活習慣を変えたと答えた人は、男性よりも女性に比較的多く、また、自宅で子どもと一緒に住む親も多い傾向にありました。

　これに対し、生活習慣を変えなかった人の割合が多かったのは若者と子どものいない男性でした。ただし、習慣を変えなかったと答えた人の割合は、調査を行なったそれぞれのグループの半分から3分の2と、大部分でした。

　一方、調査で回答した人のうち約3分の1は、チェルノブイリ原発事故にともなう被ばくのリスクに不安を感じると答えていました。そのような不安は、とくに特定の食品の消費に対して強いことが明らかになりました。不安を感じる人の割合は、とくに子どもを持つ親、女性、そして農業従事者といったグループに多かったのです。その報告書は、これらの人びとが、食品を生産・管理したり、子どもを生んだり、医療に携わったりする傾向が強いためではないかと指摘していました。

　また、この報告書は、消費者を一括りにすることはできず、むしろ、それぞれ異なるニーズを持った複数のグループとして扱うべきだと強調していました。さらに、何らかの対策が家庭で必要とされる状況においては、自分の家庭で生活習慣を変えるなど、何らかの対策を行なう用意がないと答えた人びとに重点的な情報発信を行なうべきだと、付け加えています。

■買い控え行動

　販売される食品には放射性物質の含有量の上限が定められ、その品質が保証されているにもかかわらず、消費者は不信感を抱くこともあります。たとえば、

チェルノブイリ原発事故のときは、とくに牛乳やトナカイの肉などを消費者が避ける傾向にありました。放射能による被害が大きかったオンゲルマンランド地方の酪農地域では、1986年秋に牛乳の販売量が大きく減少しました。そして、このことが契機となり、さまざまな商品に対する消費者の反応をくわしく調査する動きがはじまりました。

この調査の結果、「消費者がもっとも不安を感じたのは、魚、ヘラジカ・トナカイなどの野生の肉、そしてパセリだった」ことが明らかになりました。また、意外なことに、消費者が牛乳に対して抱いた不安と牛肉や豚肉に対して抱いた不安には、一般的に大きな差はなかったことも明らかになりました。ただし、牛乳の消費に対する消費者の不安が国内でもっとも強かったのはオンゲルマンランド地方であり、放射能汚染がもっとも深刻だったイェーヴレ地域を上回っていました。

チェルノブイリ原発事故後、国内の一部の地域では放射能汚染の少ない地域まではるばる車を走らせて牛乳を買いに行く動きも見られました。あるリスク分析によると、この場合、車を運転して事故にあうリスクのほうが、放射能濃度が少し高い牛乳を地元で買って家族全員が飲むリスクよりも高かったといいます。これは、客観的なリスクではなく、むしろリスクの主観的な把握の仕方が、各個人の行動を決定したよい例です。

これまで触れてきたいくつかの調査は、放射能汚染に関する情報提供をしっかり行なえば、牛乳に対する消費者の不安を和らげることができるかどうかを明確に示したものではありません。しかし、根拠の薄い買い控え行動を回避したり和らげるためには、事実に基づく消費者への情報提供に大きな力を注ぐべきです。

■ より低い「基準値」の適用

チェルノブイリ原発事故の後に、販売用の食品に対して課せられた放射性物質濃度の基準値は、大きな余裕を持って設定されたものです。しかし、一部の食品加工業では、製品に対する消費者の信頼を維持するために、それよりもさらに低い基準値を設けようとする意欲も見られました。

この場合、消費者の側から企業の側へ、予防原則に基づく厳しい基準値を設けるように要望があったためだと考えることもできますが、一方で、企業の側の販売戦略の一環であった可能性も排除できません。現在は消費者が、殺虫剤や化学物質の残渣（ざんさ）などによる汚染がないことを生産者に強く要求する時代であ

り、新たな原子力事故が起きたときには、食品中の放射性物質についてもそのような強い要求がなされることは大いに考えられます。一部の食品に対して買い控えの動きが広がれば、生産者や小売流通業に直ちに経済的な影響をもたらすだけでなく、食品によってはその企業の製品が市場シェアを低下させてしまう恐れもあります。

●農業の労働環境に起こる問題

■土壌や飼料から出るほこり——被ばくのリスクはあるか？

　チェルノブイリ原発事故の後には、農作業中の放射線被ばくのリスクについてたくさんの質問が寄せられました。農業従事者の健康問題を担当する団体（ラントブルークスヘルサンアーベー）は当初、農作業中に放射能を帯びたほこりを吸い込むリスクがあると判断し、マスクの使用を推奨しました。一方、放射線防護庁は、そのような対策が必要とされるほどリスクは高くないと判断しました。

　その後、防衛研究所が行なった研究は、農場での作業中に吸い込んだほこりによる内部被ばく線量は、地表に降下した放射性物質からの外部被ばく線量にくらべて、一般的にかなり小さいことを示しています。したがって、農地での作業中にほこりを吸い込むことによる被ばくリスクは、地表での放射能汚染が相当深刻でない限り、ほとんどないといえます。

　スウェーデン農業大学では、放射性セシウムに汚染された穀類をさまざまな家畜に与える実験が行なわれましたが、この実験に先駆けて、飼料の汚染度と、飼料から舞い上がるほこりを吸い込むことによる内部被ばく線量との関係が推計されています。

　ここでは、畜産従事者が1日8時間仕事をしながら、飼料から巻き上がるほこりを吸い込んだ場合、そのほこりが原因とされる内部被ばく線量が許容吸入線量（食品を通じた内部被ばくの許容上限値と等しいと仮定）に達するためには、飼料にどれだけ高い濃度のセシウム137が含まれている必要があるかが逆算されています。

　結果は、飼料1kg当たり約500万ベクレルという高い値になりました。つまり、ほこりによる内部被ばくが憂慮されるのは、飼料に含まれる放射性物質の濃度がそれだけ高くなったときに限られるということです。また、この推計で仮定されたほこりの濃度は、労働環境で認められる上限という、かなり高いものであるため、通常の農作業では、さらに高い汚染度の飼料が必要となるこ

図⑪-2 ホールボディーカウンターによるセシウム134および137の測定

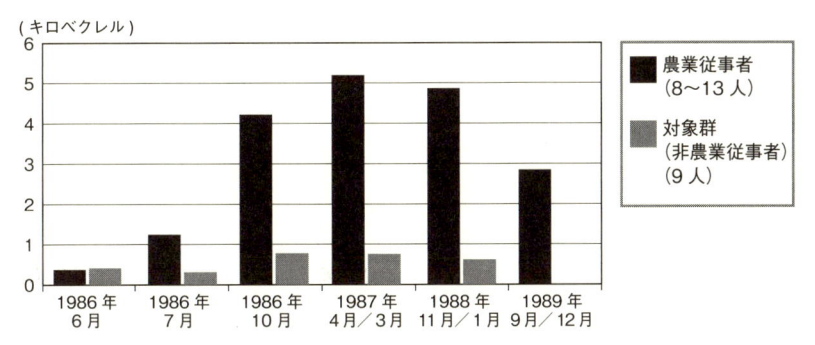

(キロベクレル)

凡例
■ 農業従事者（8〜13人）
■ 対象群（非農業従事者）（9人）

1986年6月／1986年7月／1986年10月／1987年4月／3月／1988年11月／1月／1989年9月／12月

＊1986年6月から1990年9月／12月
＊10人前後の農業従事者の平均値、対照群として9人の非農業従事者の平均値

【出典：Höglund(1991)のデータを加工】

とになります。

これに対し、チェルノブイリ原発事故で汚染され、この実験で用いられたペレット上の配合飼料に含まれるセシウムの濃度は、1kg当たり約400ベクレルであり、先ほど算出された値よりもはるかに低いものでした。したがって、放射性セシウムを含むほこりが畜舎内に舞い上がったとしても、その環境で働くときの放射能対策としては、通常行なわれているほこり対策で十分だということです。

■チェルノブイリ原発事故後に農業者が受けた内部被ばく線量
——ホールボディーカウンターによる調査

農業従事者の健康問題を担当する企業（Lantbrukshälsan AB）が行なった調査では、ウップランド地方、イェストリークランド地方、ヴェストマンランド地方（いずれも汚染水準は比較的高かった）に住む十数人の農業従事者を1986年初夏から1990年秋にかけて6回、ホールボディーカウンターにかけ、体内中のセシウム137とセシウム134の量を測定しました。全身の値は、セシウム134と137の合計すると平均370〜5170ベクレルでした（図⑪-2）。比較対照の基準として用いる対照群（非農業従事者）の値は、事故直後は農業従事者とほぼおなじであり、その後もあまり変化がなく400〜760ベクレルで推移しました。

3章 放射性降下物の影響

ホールボディーカウンターが農業従事者から高い値を検出し、それが時間とともに最初のあいだ上昇したのは、彼らがおそらく食事を通じてセシウム 137 を摂取したためだと考えられます。対照群（非農業従事者）と農業従事者の間のセシウム量の差がもたらす年間の内部被ばく線量の差は、最大でも年間 1 ミリシーベルト程度だと推計されます。調査の対象となった農業従事者が経営する農場では、干し草や農作物、水路、土壌に含まれるセシウム 137 の測定が行なわれましたが、結果は非常に低い値でした。そのため、ホールボディーカウンターが示した高い値は、農作業が原因ではなく、食事を通じた放射性物質の摂取によるものではないかという結論が、さらに裏付けられることになりました。

■農業者が受ける外部被ばく線量──モデルを用いた推計
　スウェーデン農業大学が行なった研究では、2つの個人農場における放射能汚染の影響が予測されています。ここでは、原子力事故が発生し、地表のセシウム 137 の濃度が $1\,m^2$ 当たり 100 万ベクレル（チェルノブイリ原発事故でスウェーデンで確認された地表汚染度の最大値の5倍に相当）に達したときに、この2つの農場で働く農業従事者が1年間に受ける外部被ばく線量が推計されています。結果は、それぞれ 1.0 ミリシーベルトと 1.7 ミリシーベルトでした。ここには、年間の労働時間や余暇の時間、屋外と畜舎内での作業時間の配分といったパラメータに実際の値を用い、さらに畜舎や住居の放射線防護の効果も算入されています。
　この推計結果は、放射性物質の降下から6年が経った時点を想定し、さらにカリウム肥料の撒布や農地・牧草地の耕起、生産する農産物や畜産物の内容を変えるなどといった対策がまったくとられなかったと仮定した場合です。仮に、もしこれらの対策を行なったとすれば、農業従事者がこうむる外部被ばく線量は、年間 0.3 ミリシーベルトから 0.5 ミリシーベルトまで減少すると推計されています。

■建物にも放射線を遮る効果がある
　畜舎には、他の建造物と同様に、放射線を部分的に遮断する効果があります。そのため、屋内の放射線量は屋外よりも低いのです。屋内と屋外の放射線量の違いは「防護係数」で表現されます。防護係数は0から1までの値をとります。ゼロに近いほど高い防護効果があることを意味し、1に近いほど防護効果が弱

図⑪-3 ガンマ線に対する防護効果

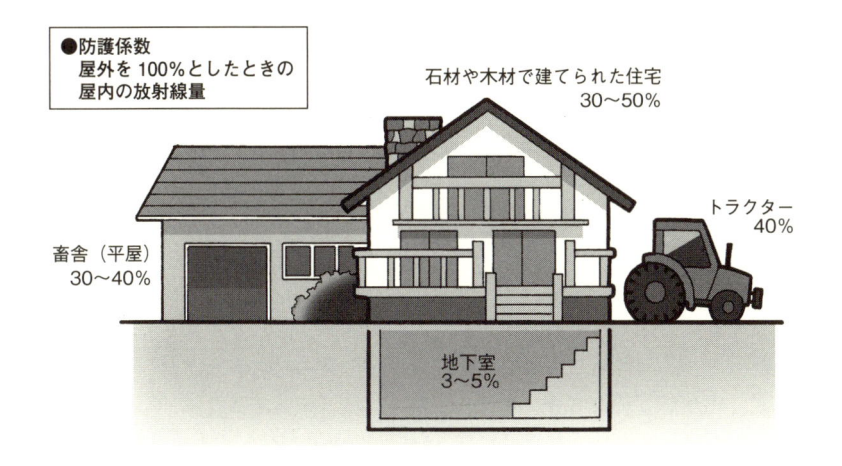

● 防護係数
屋外を100%としたときの屋内の放射線量

石材や木材で建てられた住宅 30〜50%
トラクター 40%
畜舎（平屋）30〜40%
地下室 3〜5%

＊平屋の畜舎は、降下した放射性物質が発するガンマ線に対して一定の防護効果がある
＊畜舎では、屋内の放射線量が屋外の30〜40%に抑えられる。つまり、防護係数は0.3〜0.4という値になる
＊住宅や地下室、トラクターも防護効果がある

くなります。スウェーデン国内の主要な畜産地域で一般的に使われている畜舎は、ガンマ線に対する防護係数が0.3〜0.4です（図⑪-3）。これは、畜舎内のガンマ線量が畜舎外の30〜40%であることを意味しています。

トラクターが放射線を遮る効果を実験した研究によると、セシウム137で汚染された半径10mの地表にトラクターを置いたところ、トラクターの中の放射線量は外にくらべて40%以下であり、大きな防護効果が確認されました。刈り取り脱穀機（コンバイン）の運転席でも少なくともおなじだけの放射線防護効果が期待できます。

●経済的問題

■経営への影響

チェルノブイリ原発事故が起きたとき、農業従事者は、収入が減少したうえに、放射能汚染対策のための追加費用がかかったせいで二重の経済的被害を受けることとなりました。放射性物質が降った場所は畜産業やトナカイ放牧の盛んな地域であり、事故が起きた季節も放牧や牧草栽培の季節だったため、農業・

酪農の中でもとくに牧草栽培や牛乳生産、トナカイ飼育が大きな被害を受け、復旧費用が膨大になりました。

放射性物質の降下後、牧草地への放牧がすぐにはできなかったため、一部の農場では飼料を購入せねばならず、そのための費用がかさみました。市場も十分な量の飼料を供給できなかったため、牛乳の生産量が落ち込み、農業従事者の収入が減少しました。

トナカイや羊の肉から非常に高い水準の放射性物質が検出されたため、廃棄処分が相次ぐという経済的被害も発生しました。屠殺の時期を早めたり、汚染のない飼料を一定期間与えた後に屠殺を行なうなどの工夫をすることで廃棄処分を避けることはできたものの、家畜の体重が減少したり、えさに余分な費用がかかったり、飼育期間が長引いたことなどの理由から収入が減少しました。

将来、新たな原子力事故が起こった場合には、チェルノブイリ原発事故のときとは別の季節かもしれませんし、別の地域に被害をもたらすかもしれません。事故がもたらす影響もチェルノブイリ原発事故のときとは大きく異なるかもしれません。たとえば、穀類の収穫に大きなマイナスが発生するかもしれません。

■責任

スウェーデン国内の原子力施設で事故が起こった場合の責任は、「原子力責任法」で規定されています。ここでは施設所有者に厳しい責任が課せられています。仮に施設所有者の過失によって事故が生じたことが明らかでなくても、施設所有者には賠償責任が課せられるのです。しかし、戦争行為や武力衝突・内戦・暴動における武力行為、もしくは前例のない深刻な自然災害によって原子力施設が損傷を受けた場合は除外規定があります。

国内で原子力事故が起こった場合の賠償責任は、1つの事故につき最大60億クローナに限定されています。このうち、所有者は約33億クローナを負担し、残りは国が負担します。施設の所有者は賠償支払いを賄うために、施設に保険をかける義務があります。農業事業者が一般的に利用している企業保険には、放射性物質が降下した場合の経済的影響については補償の対象としないという免責事項があります。

外国の原子力施設に課せられる賠償責任の額は、その国の法で規定されています。国際協定も存在します。

■国の補償制度

　チェルノブイリ原発事故の際、スウェーデン政府が発表した補償制度は、被災者に完全な経済補てんを行なうことを目的としていましたが、適用対象は第一次産業（農業その他）のみであり、その後の食品の流れ、つまり、加工や小売、流通は対象ではありませんでした。また、チェルノブイリ原発事故後に適用された各種の省令や庁令は、この事故だけに適用され、今後起こりうる新たな事故は対象とされていません。

　チェルノブイリ原発事故の後に政府が発表した補償制度は適用基準が緩く、多額の補償額が用意されていましたが、新たな事故が起こったときにおなじように寛大な制度を適用することに対しては、疑問の声が上がっています。反省点として挙げられているのは、補償を実行する場合、その農場経営者が汚染対策をしっかり行ない、農作物・畜産物の生産内容を適度に変えるなどの措置を自ら講じるといった条件を課すべきであったという点です。

　また、産業界が消費者の反応を警戒して、国の基準値よりも厳しい基準を牛乳などに課した場合の収入の減少に対する補償は、今後はおそらく行なわれないでしょう。

　補償額については、政治レベルで決定されます。農業庁は県当局（この場合、中央政府の地方出先機関としての県）とともに補償制度の運営を担当し、制度運営を規定する庁令を被災した業界の団体と協議しながら作成することになると予想されます。

■ EU

　EUを規定するローマ条約の第100条では、「加盟国が自らの制御を超えた前例のない出来事によって、大きな問題を抱えたり、脅威にさらされた場合、理事会は欧州委員会が提案する支援条件を全会一致で承認することによって、EUが影響を受けた加盟国に対して経済的支援を行なうことを認めることができる」と規定されています。

4章
基準値と対策
食品からの内部被ばくを防ぐ有効な対策

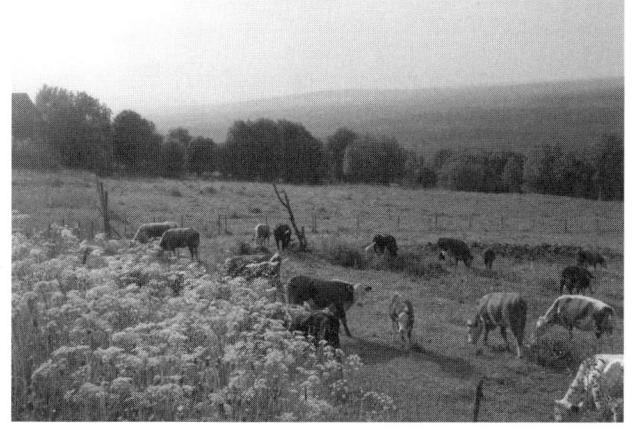

人が食物連鎖を通じて摂取する放射性物質の量を抑えるために、
さまざまな対策がとられます(13節〜16節)。このような対策は、
市場に流通する食品の汚染度が定められた基準値を下回るようにするために導入されます(12節)。
これらの対策は、その長所(たとえば被ばく線量の抑制)が
短所(たとえばコスト)を上回っている限り実施します。
これらの対策をとることによって、農産物などを廃棄処分にする必要がなくなるかもしれません。
どの対策を選択するかについては一般的な原則があるものの、実際の決定にあたっては、
被ばく線量の抑制効果だけでなく、数多くの要因を考慮しなければなりません。
考慮すべき要因として、たとえば、被ばく線量(ガンの発症率)と費用のバランス、
被ばく線量の抑制と放射能対策の柔軟性などが考慮されます(17節)。

12節　食品に対する基準値をめぐって

●新たな事故が起きた場合の基準値

　EUは、欧州委員会の決定を経てから適用する基準値をあらかじめ設定しています。原子力事故や放射線にかかわる緊急事態が発生した場合、欧州委員会は、その事故による食品汚染がEUの規則が定める食品汚染の基準値（表⑫-1）を超えた、または超える可能性が高いという公式情報を得ると、必要性に応じて、これらの基準値を適用するための規則を迅速に採択します。その場合の規則の発効期間は3カ月以内ですが、可能な限り短くするよう努めなければなりません。また、欧州委員会は1カ月以内に理事会に対して、実際の状況により適した新たな基準値を定める規則案を提出します。

　表⑫-1の「その他の食品」の項目には、多くの重要な基礎食品が含まれます。肉、肉製品、穀物、野菜、根菜、果物、ベリー類などです。濃縮した製品や乾燥した製品の値は、実際に摂取される形に戻した状態に基づいて計算されます。

　欧州委員会は、食品中の放射性セシウムの含有量を規定するこれらの基準値をもとにしながら、規則770/90によって家畜の飼料に含まれる放射性セシウムの基準値を定めています。基準値は、豚の飼料で1250ベクレル/kg、家禽および子羊、子牛の飼料で2500ベクレル/kg、その他の家畜に与えるものは5000ベクレル/kgと定めています。

　EUは、これらの基準値を内部で適用させるだけでなく、理事会の規則に基づきながら、放射性物質の濃度がこれらの基準値を超えた飼料および食品を、EU外の国々に輸出することも禁じています。

●チェルノブイリ原発事故後の基準値

　スウェーデンの放射線防護庁は、1986年のチェルノブイリ原発事故後、個人がこの事故のために食品を通じて受ける被ばく線量の増加分が年間1ミリ

表⑫-1　新たな事故が起きた場合に適用される市販食品の基準値

放射性物質	例	ベビーフード※1	乳製品	液状食品	その他の食品	副次的食品※2
アルファ線を発するプルトニウムおよび超プルトニウム元素	プルトニウム239およびアメリシウム241	1	20	20	80	800
放射性ストロンチウム	ストロンチウム90	75	125	125	750	7500
放射性ヨウ素	ヨウ素131	150	500	500	2000	20000
半減期が10日以上であるその他すべての物質（炭素14、トリチウム、カリウム40を除く）	セシウム134およびセシウム137	400	1000	1000	1250	12500

※単位はベクレル／kg
※1 ベビーフード＝生後4カ月から6カ月までの乳児に与える食品で、小売販売されるパッケージに"ベビーフード"と明記されているものを指す
※2 副次的食品＝欧州委員会規則944/89のリストによるもので、香辛料やビタミン類を含む
【出典：欧州連合理事会規則3954/87と2218/89および欧州委員会規則944/89】

シーベルトを超えないようにすることを目標と定めました。ただし、特定の状況に限り、事故後1年間は最高5ミリシーベルトまでの被ばくも容認するとしました。そして、食品庁はこの目標を達成するために、市場に流通するすべての食品に対するセシウム137の基準値を300ベクレル/kgと定めました。しかし、この基準値は、市場で一般的に流通するもの以外の食品、たとえば野生動物、ベリー類、キノコ類、魚などに対しても"境界値"として認識されるようになりました。

　食品中の放射性物質の基準値を定める目的は、人体にとりこまれた食品による内部被ばく線量を低く抑えることです。放射性物質の摂取量は、経済的・社会的な要因を考慮に入れたうえで、可能な限り少なくする必要があります。汚染された食品を摂取する恐れが高い一部の人びとに対しては、このような基準値の設定だけでなく、食事をするうえでのアドバイスも補完的に提供されました。

　この後、スウェーデン人が一般的に少量しか食べないと判断された食品については、1987年に基準値が1500ベクレル/kgに引き上げられました。対象となった食品は、野生動物やトナカイの肉とその加工品、野生のベリー類とキノコ類、淡水魚、そしてナッツ類です（表⑫-2）。

　しかし、この引き上げは、各方面から抗議を受けることとなり、その結果、

表⑫-2　食品におけるセシウム137の基準値

300ベクレル/kg：主要な食品	1500ベクレル/kg：その他の食品
家畜の肉および それ以外の食用の部分、 ならびにその加工品 穀物製品 ナッツ類を除く果実 キノコ類を除く野菜 乳製品 ベビーフード 海水魚	トナカイおよびヘラジカ、 ノロジカ等の野生動物の肉など 野生のベリー類 キノコ類 淡水魚 ナッツ類

＊スウェーデンの市場に流通する食品
＊チェルノブイリ原発事故後

【出典：食品庁の庁令 SLVFS 1987：4】

とくに食品庁などの行政当局は情報提供に尽力せざるを得なくなりました。

　基準値引き上げの背景には、チェルノブイリ原発事故後にスウェーデンで行なわれた食品購買調査があります。この調査の結果、平均的なスウェーデン人が市販の食品から摂取する放射性セシウムが、1日当たりせいぜい約30ベクレルでしかないことが明らかになりました。この値は、年間の被ばく線量に換算すると0.1から0.2ミリシーベルトに相当します。つまり、放射線防護庁が定めた、放射性セシウムによる内部被ばく線量を年間1ミリシーベルトとする目標にくらべると、相当低い水準だったのです。

　狩りや釣り、ベリー摘みをする人びと、トナカイの肉を多く食するサーメの人びとに対しては、食事を通じた被ばく線量が高くなりすぎないように、食事生活上のアドバイスがなされました。

　事故後当初は、旧東欧諸国から輸入される食品を検査するための特別規則も導入されましたが、今ではすでに廃止されています。

　輸入に関しては、スウェーデンは現在、他のEU加盟国と同様、第三国からの輸入品に対してEUが定めた基準値を適用しています。理事会規則737/90および欧州委員会規則1609/2000に基づき、ベビーフード、牛乳、乳製品に対する基準値は370ベクレル/kg、肉および肉加工品などのその他の食品に対する基準値は600ベクレル/kgとなっています（基準値はいずれも、セシウム134とセシウム137の合計）。

EUの加盟国すべてに共通する基準値は、これ以外にはありません。しかし、EUが第三国からの輸入品に対して定めた基準値を、そのまま国内の食品に対しても適用している加盟国はたくさんあります。EU加盟国でないノルウェーもEUのこれらの基準値を国内で適用していますが、トナカイの肉と淡水魚に対しては基準値を3000ベクレル/kgとしています。

放射線防護庁は現在でも、食品に含まれる放射性セシウムによる内部被ばく線量は年間1ミリシーベルト以下に抑えるべきだと考えています。これはセシウム137に換算した場合、7万5000ベクレルに相当します。一番最近行なわれた食品購買調査（1994年）によると、スウェーデンの平均的な消費者が商店で購入した食品を通じて摂取したセシウムの量は、年間274ベクレルでした。しかし、ヴェステルボッテン県の内陸部では平均815ベクレルでした。この食品購買調査は、農業庁の消費統計に基づいています。

チェルノブイリ原発事故後に降下した放射性物質で汚染された地域に住み、狩りや釣りやベリー摘みなどによって日々の食料の多くを得ている人びとや、トナカイの肉を頻繁に食べる人びと（サーメの人びとなど）は、このような食品を通じて受ける被ばく線量が非常に多かった時期もあります。

しかし現在では、そのような地域でも被ばく線量が年間1ミリシーベルトを超えることは稀です。たとえば、トナカイ肉のセシウム含有量がスウェーデンの基準値とおなじく1500ベクレル/kgである場合、1人が1年間に50kgのトナカイ肉を消費（1日に換算すると約150g）したとしても、内部被ばく線量が年間1ミリシーベルトを超えることはありません。

チェルノブイリ原発事故後、汚染の高い牛乳を基準値以内に収めるために、汚染の少ない牛乳で希釈することの是非が議論されました。食品庁は汚染の拡散を防ぐことを原則として、このような目的で行なわれる食品の希釈に反対しています。

また、チェルノブイリ原発事故後、乳製品メーカーの一部は、不安を感じる消費者が自社製品を避けるかもしれないという懸念から、牛乳に含まれる放射性物質に対して国が定める基準値よりもさらに厳しい基準値を自主的に設けて、放射性物質の濃度が国の基準値をはるかに下回る牛乳のみを酪農家から買い付け、その他の牛乳は廃棄しました。

乳製品メーカーにとって重要なのは、放射性物質の濃度が基準値を超えている牛乳の発生源が、どの家畜群なのかを特定することでした。そのためにはまず、それぞれの牛乳の供給ラインで、タンク車に入った牛乳のサンプル検査を

行ないます。その後、農場ごとにサンプルを採集し、試験場で測定を行ないます。原乳の入荷から牛乳および乳製品の出荷に至るまでの、このような製品検査は、すべて乳製品メーカーが責任を持って行ないます。

●新たな事故、新たな基準値、その影響

　新たな原子力事故が起こった場合にどのような対策を選択するかは、放射性物質の降下地域や降下した物質の特徴、降下の規模によります。

　放射性物質がEU以外の、すなわち第三国で降下した場合は、スウェーデンで生産される肉や穀物、野菜などの食品の小売流通が影響を受けることはなく、EU内において自由に販売できます。一方、降下のあった地域からの輸入品に対しては、EUが定める第三国からの輸入品に対する基準値が適用されます。

　もしも、放射性物質による地表汚染がEU内で発生し、その影響による食品汚染が、EUが新たな事故に備えてあらかじめ設定した食品の基準値（**表⑫－1**）を上回る恐れがある場合、欧州委員会はその報告を受けしだい、所定の通りにこれらの基準値をEU全体ですみやかに適用することになります。

　スウェーデンは、欧州委員会が速やかに適用するこの基準値に対して、追加あるいは変更を要請できます。また欧州委員会が1カ月以内に当該の状況に適した新しい基準値を理事会に提案する際にも、その過程で意見を述べることができます。

　問題となる恐れがあるのは、スウェーデンの現行の基準値と、新たな事故が発生した場合にEU内で適用される基準値とが一致しない場合です。ベビーフードや乳製品などいくつかの食品では、EUの基準値のほうが高く、逆にトナカイの肉などの食品についてはEUの基準値のほうが低く設定されています。そのため、これまでとは異なる基準値をスウェーデンで適用することになり、消費者がそれぞれの食品の危険性が突然高くなった（または低くなった）と解釈した場合に、この変更をどのように消費者に説明するかが課題となります。

13節　農作物の栽培における放射能汚染対策

- 脆弱性を是正する（将来の放射性降下に備えて）
- 時間とともに放射性物質の量が減少するのを待つ
  - ――地表に直接沈着した放射性物質が風や雨によって土壌に移行するのを待つ
  - ――物理的半減期が短い物質は、その崩壊を待つ（たとえば、ヨウ素131を含む飼料は貯蔵してから与える）
- 植物の根から吸収される放射性物質を抑える
  - ――農地・牧草地を耕す
  - ――肥料を投与する
  - ――放射性物質の吸収量が少ない作物を育てる
- 放射性物質を避ける
  - ――汚染された作物や表土を除去する
  - ――休耕する
- 食品の原材料になる作物の生産をやめ、そのかわりに
  - ――バイオマス燃料として利用できる作物をつくる
  - ――何も生産しない

　放射性物質の空気・土壌・水からの食品への移行、食品から人への移行、農作物の栽培や畜産における移行を左右する要因については、**9節**と**10節**で紹介しました。放射性物質の移行を抑えるために実行するさまざまな対策については、農作物栽培における対策をここで、また、畜産やトナカイの飼育における対策を**14節**で説明します。

　放牧地の管理や牧草の栽培については、基本的には家畜の所有者が行なって

いるため、**14節**に加えました。家畜の所有者は通常、放牧地を所有したり、牧草の栽培も行なっています。これは、家畜の飼料を確保するためですし、動物愛護法に基づき放牧の義務を負っているためでもあります。一方で、販売目的での牧草栽培はほとんど行なわれていません。

●概要

対策をとることができるのは、次の2つの段階です。
- 放射性物質の放出が通告された段階。外国での原子力事故の場合は、とりわけ放出から放射性降下までの期間。
- 放射性物質がすでに降下した場合は、その年の耕作期およびその翌年以降の耕作期。

放射性物質の降下以前に実行すべき対策は、放射能汚染に対する脆弱性を是正したり、汚染による影響を事前に緩和することを目的としています。これに対し、実際に降下した後に実行する対策は、放射性物質を移動させたり、農作物への移行を減らすことによって、放射能汚染の影響を軽減することを目的としています。

放射性物質の降下後にどのような対策を実行することが望ましいかの判断は、その降下が1年のどの時点で起きたかによって大きく左右されます。また、降下の規模や放射性物質の核種によっても異なります。さらに、降下が耕作期に起きた場合には、それまでに農作物がどの生長段階に達したかによっても選択すべき対策が変わります。

畜産業では、放射性物質の降下後も、その降下の特徴（さまざまな放射性物質の地域的な拡散状況）が十分に明らかになるまで対策を控えて様子を見ることができます。たとえば、放牧を中止して、家畜を畜舎内にしばらく退避させ、状況が明らかになってから残りの放牧期を使って放牧を行なうことも選択肢になります。

しかし、農作物の栽培では、そのような時間的余裕がありません。農作物の栽培は人が途中で一時的に中止したり、場所を変えたりすることはできず、それまで通りに進めざるを得ません。ただし、放射性物質が耕作期の初期の段階で降下した場合は、栽培をはじめからやり直せることもあります。

■放射性物質が降下する時期によって異なる対策
- 農作期がはじまるまでにまだ時間がある段階であれば、それまでの時間を

利用しながら、その汚染状況に適した農業の方法は何かを考えたり、どのような汚染対策を講じるべきかを決めたりできる。最初の農作期が終わったあともおなじく、次の農作期をどうするか判断する時間的余裕がある。
- 農作期がはじまる直前であっても、まだ作物の選択や農地の活用の仕方など、農業の方向性を変更する可能性が残されている。ただし、この場合は、迅速な判断が必要とされるだけでなく、その年の生産量に大きな影響を及ぼすことを念頭に置いた上で判断しなければならない。
- 農作期がはじまって間もない段階であれば、迅速な決断が必要とされる。たとえば、収穫を延期すれば農作物に含まれる放射性物質の量が許容できる水準まで減少するのか、それともすぐに廃棄処分し、その後、農地を改めて耕し、肥料を撒布した後に、種まきをすべきなのかを判断しなければならない。放射能による汚染状況の変化が迅速に予想されれば、とるべき対策の選択が容易になる。
- 農作期の後期であれば、収穫した農作物を食品として利用できるか、飼料として利用できるか、それとも廃棄処分するべきかを決断しなければならない。

■ 収穫物の食品出荷以外の利用
- 収穫物を飼料として利用する（たとえばパン用の穀物を飼料として使う）または、バイオマス燃料として利用する。
- 作物を刈り取り、耕地から離れた場所に廃棄するか、後で農地を耕すときに一緒に鋤き込むために耕地にそのまま放置する
- 次の農作期に入る前、および次の農作期がはじまってからは、収穫される農作物が食品として出荷できるように、何らかの対策を講じる必要もある。十分な対策をとれない場合は
  - 作物転換を検討する。たとえば、工業用の作物やバイオマス燃料となる作物などの生産。
  - その農地での耕作を断念したり、もしくは、一時的に休耕する。

● 放射性物質が農作期中に降下する恐れがある場合

放射性物質が放出された、または放出されるかもしれないという通告があれば、実際に放射性物質が降下するまでに実施できる対策がいくつかあります。ただし、時間的な余裕は数時間からせいぜい数日と限られています（**7節**を参

照)。放射性物質が農作期中に降下する場合は、農作物を守るために、何らかの緊急対策をとる必要があります。

　家畜を畜舎内に退避させ、そこで飼育することを考えると、栽培中の飼料作物を確保することが重要です。大規模な降下が予測される地域では、可能であれば牧草やその他の農作物を早急に収穫するよう、農業従事者に勧告すべきです。収穫した穀物がある程度成熟していれば、飼料として利用できます。しかし、時間的な余裕がないうえ、人手や農機具、貯蔵スペースなどが十分にないため、迅速な収穫が思うようにできないという場合もあります。

　このような対策を勧告する際は、それに従わない場合はどういう影響が出るかをきちんと説明する必要があります。情報があれば、農業者は自分たちの農場経営にもっとも適した方法を選べるようになります。

　防水シートがあれば、農地の一部や屋外に保管中の収穫物を覆うことができます。この方法は、たとえば野菜や果物、ハーブ類などのほか、ジャガイモやテンサイ（砂糖大根）、干し草、わらなどの収穫物に有効です。この際、雨水が流れ落ちる所で放射性物質の濃縮が起こることに注意しなければなりません。その部分の除染がその後、必要になる場合もあります。

　また、降下の規模についてのくわしい情報が得られるまでは、農地の耕起や種まきなど、計画していた作業を延期せざるを得ない場合もあります。

●放射性物質が農作期中に降下した場合

　農地の耕起や肥料の撒布については、次の項（●その後の農作期における対策）でも説明しています。放射性物質がその年の農作期のどの時点で降下したかによって、取り得る対策が異なります。現在の栽培を中止してはじめからやり直すか、それとも栽培をそのまま続けるのかの選択を迫られる場合もあります。

■作物を刈り取り廃棄処分する

　穀物や播種したばかりの牧草に対する汚染対策としては、放射性物質が降下してからなるべく早い段階で作物を刈りとるという方法があります。作物の地上部分に捕獲された放射性物質が土壌に落下して浸透をはじめる前に行なうのが望ましい方法です。刈り取った作物は農地の外に運んだうえで、保管したり、堆肥にしたりします。こうすることにより、降下した放射性物質の一部は農地から除去できます。

　別の方法としては、刈り取った作物を農地にそのまま放置し、腐敗させるこ

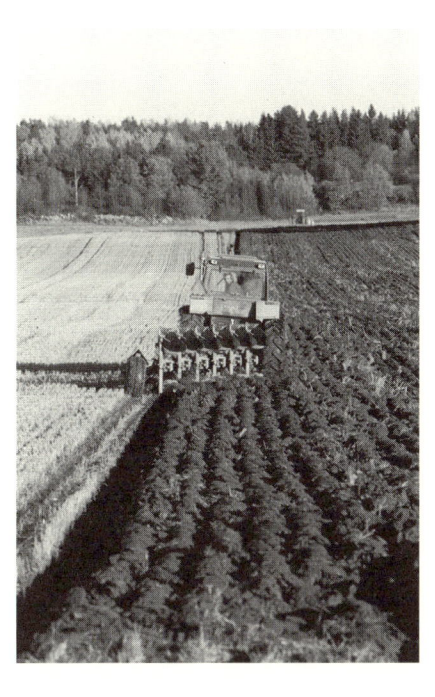

図⑬-1 汚染された地表を耕作

汚染された地表を耕し返せば、多量の土壌が混じり合ううえ、セシウムが土壌中のミネラル分に固着するため、放射性物質が農作物に吸収されにくくなる。

ともできます。この場合には、降下した放射性物質がすべて農地に残ることになりますが、新たな収穫物に含まれる放射性物質の濃度は、降下直後に刈り取った作物よりも低くなります。

■汚染された土壌を耕し、新たに種をまく

　別の対策は、汚染された土壌の表面を耕し返し、作物の種を新たに播くという方法です。多量の土と混ざり合うことによって汚染が希釈されるうえ、放射性セシウムが土壌中のミネラル粒子に固着しやすくなるため、放射性物質が植物に吸収されにくくなります。放射性物質の降下量が少ない場合でも、その年のうちに農地を直ちに耕し、作物を土壌に鋤き込むのが、最善な放射能対策となることもあります。

　ただし、この方法の大きな短所は、汚染された作物や土壌だけを後になってから除去することがむずかしくなる点です。そのため、作物や地表の土壌を除去すべきかが判断できるまでは、この方法を実行するのを待ったほうがよい場合もあります。

　また、すでに耕した農地や、これから播種を行なう地表部分に放射性物質が

4章　基準値と対策——食品からの内部被ばくを防ぐ有効な対策

図⑬-2　カリウム肥料のオオムギへの効果

セシウム 137（ベクレル／オオムギ 1 kg 当たり）

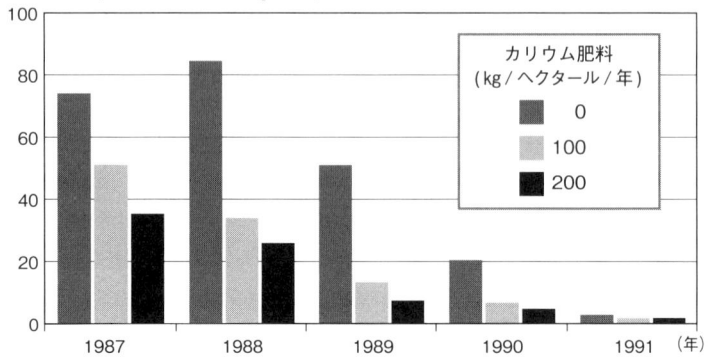

カリウム肥料
(kg / ヘクタール / 年)
- 0
- 100
- 200

＊それぞれ量の異なるカリウム肥料をオオムギへ投与した場合の効果の推移

【出典：Klas Rosén、スウェーデン農業大学】

降下した場合には、耕すことによって作物による放射性物質の吸収を一定程度、抑えることができます。ほとんどの土壌では、放射性物質が沈着した後、播種に先駆けて農地を耕すことで、作物への放射性物質の移行を抑えることができます。

■カリウム肥料

セシウムは、その特性や移行経路がカリウムとよく似ているため、カリウムを含む肥料を農地に撒布すれば、生育中の農作物への放射性物質の移行を、早くも降下の初年から抑える効果を持っています（図⑬-2）。この対策の効果は、土壌の種類や土壌に含まれるカリウムとカルシウムの比率により異なります。カリウム肥料の撒布と農地の耕起を組み合わせると大きな効果が期待できます。カリウム肥料の投与は、播種したばかりの段階で行なうともっとも効果的です。

■収穫方法の変更

放射性物質が春の初期に降下した場合、牧草を地表から 12 〜 15cm の位置で高めに刈りとることで、牧草に含まれるセシウム 137 を 70 〜 90％削減できます（128 ページ参照）。

■収穫を延期する

　放射性物質が収穫期に降下した場合は、収穫を遅らせることで放射性物質の含有量が減る場合もあります。これは、植物が生長することによって放射性物質が希釈されるとともに、時間の経過とともに放射性物質が物理的に崩壊するためです。さらに、一部の放射性物質は降雨により洗い落とされます（**7節**参照）。この対策はとくに牧草と穀物に対して有効です。

■収穫した作物を貯蔵する

　一定期間待つことによって、収穫した作物に含まれる放射性物質の量を減らせます。この方法は、ヨウ素131などの放射性半減期の短い物質に対してとくに有効です。また、とりわけ冬用の飼料に使える方法です。

●その後の農作期における対策

　放射性物質が降下した年の翌年以降は、放射性物質が土壌から根を通じて植物にとりこまれることによって、飼料や農作物が汚染されます。放射性物質を含む土壌が作物の地上部分に付着することによる作物の汚染は、基本的にあまり重要ではありません。根からの吸収量は、土壌の特性によって決まります（**10節**参照）。土壌の特性はその土地によりさまざまです。一般に、1つの農場には、土壌の種類が異なる農地が複数あります。

■農地を耕す

　農地を耕すことによって、放射性物質の作物への移行を抑制できます。農地の耕し方には、地表を浅く鋤く方法、通常の耕起、深耕法、ロータリー耕耘機を使用する方法などがあります。

　通常は、農作物の栽培における一般的な方法であるため、対策として実施するのも容易です。通常の耕起では耕す深さがおよそ25cmで、放射性物質は表土全体で土壌と混ざり合い、希釈されます。この方法を用いれば、放射性物質が地表部分のみに存在している場合とくらべて、作物の根から吸収される放射性物質の量を大幅に削減できます。

　また、放射性物質セシウムが土壌中のミネラルに固着する効果もあります。その結果、作物の根が放射性物質を吸収しにくくなるのです。通常のように耕していれば、一般に、根からの吸収を約2〜5年で半減できます。また、繰り返し耕すことによって、吸収量をさらに減らすこともできます。この方法がう

まくいけば、吸収量を10分の1に削減することも不可能ではありません。

深耕法は、開墾用の鋤を用いる方法で、深さ約40cmまで耕すことができます。スウェーデンでは開墾用鋤の数が少ないため、この方法を対策として用いるのは容易ではありません。

特別な鋤を必要とする三層深耕法では、汚染された地表5cmの土壌を、約50cmの深さまで埋めます。この方法は、きめの細かい均質な土壌でのみ適用できます。

また別の耕起の方法として、ロータリー耕耘機で耕す方法があります。この方法は、土壌中の放射性物質を均一に拡散するのに効果的です。

■肥料や石灰の撒布

完全肥料やとくにカリウム肥料を使うと、根を介して作物へ移行するセシウムの量を削減できます。カリウム肥料の効果は土壌の種類によって異なります。一般的に、効果がもっとも高いのは、土壌中のカリウム含有量が少ない腐植土や砂質土です。こうした土壌では、作物のセシウム含有量が比較的多くなりやすいのですが、1ヘクタール当たり100～200kgのカリウムを与えると、根からの吸収を50～70%削減することが可能です（図⑬-2）。

また、緑肥植物を育て、後に畑に鋤き込むことで、土壌中の栄養分を増やすこともできます。ゼオライトとともに肥料を撒布することもできます。ゼオライトは粘土鉱物のひとつであり、セシウムを吸着する特性を持っています。この方法は、土壌にゼオライトを混ぜると効果的です。また、石灰やリン酸肥料を土壌に与えてやると、放射性ストロンチウムの吸収を抑える効果があります。

■土壌の表面を取り除く

汚染された土壌を取り除く方法は、放射性物質を農地から除去するために有効な方法となり得ます。この方法を的確に実行すれば、セシウムとストロンチウムを最大75～80%まで除去できることが明らかになっています。ただし、除去した土が、汚染されていない土壌の上に落ちないよう、注意を払うことがとくに重要です。

しかし、この方法では、廃棄する土が大量に発生するため、実際に行なうのが困難な場合もあります。たとえば、面積1ヘクタール（1万m^2）の農地において、表面から5cm分の土壌を取り除いた場合、土壌の総量は体積にして500m^3、重さは約700トンになります。したがって、この方法は農地よりも

家庭菜園に適しています。

■休耕する

　人の手が入っていない自然の放牧地や、農地の周辺部分は、一般に土壌の栄養状態がよくありません。そのうえ、通常は人が耕したりすることもありません。そのため、そのような土地を食料生産に用いている場合は、放射性物質が降下した後の対策として、利用をやめることもひとつの選択肢です。

■農業生産の方向性の変更

　放射性物質が大量に降下した場合は、土地利用の変更を考慮しなければならない場合もあります。つまり、栽培する作物を変更したり、バイオマス燃料となる作物の栽培に切り替えたり、造林や、短期または長期の休耕、農地の放棄などを意味します。

　生産する品種や作物を変更する場合は、放射性物質の吸収率の低い品種を選ぶのもよいのですが、これらの品種・作物による収入が低くなることもあります。あるいは、食品加工の過程で汚染の度合いが減少する作物を選ぶこともできます。生産する作物を変更する例としては、牧草の栽培をやめ、穀物を栽培することが挙げられます。穀粒に移行する放射性セシウムの量は、牧草にくらべて約10分の1と低いためです。

　通常よりも広い範囲を休耕地とすることは、時間を稼ぐためのひとつの対策です。休耕した、または一時的に生産を停止した農地の一部では、バイオマス燃料となるエネルギー作物を栽培することもできます。放射線に汚染された農地を、このような形でエネルギー作物*の栽培に利用する場合は、農地の利用法をかなり長期的に変更することになります。

（訳者注：エネルギー作物＝一般的に牧草やマメ科の植物で、バイオガスの原料として使える）

　農地を放棄してすべての作物の生産をやめるという方法は、もっとも思い切った対策であり、非常に多量の放射性物質が降下した場合に必要となるかもしれません。土壌の種類によっては、降下量が比較的少なくても、農業生産の中止を勧告するのが望ましい場合もあります。たとえば、セシウムが根から比較的吸収されやすい腐植土の場合などです。

14節　家畜の飼育・放牧地・牧草栽培における放射能汚染対策

家畜の体内の放射性物質は以下の方法で減らすことができる

・飼料に含まれる放射性物質の量を抑制する
・家畜が体内にとりこむ放射性物質の量を抑制する
・家畜が胃腸で吸収する放射性物質の量を抑制する
・汚染されていない飼料を屠殺に先駆けて与えたり、屠殺の時期を変更する
・生産する畜産物の種類を変更する

●牛乳生産では迅速に放射能汚染対策を実施すべき

　牛乳や乳製品は、私たちの食生活に欠かせないものです（図⑧-8参照）。生産した牛乳を食料として消費することができないとなると、大きな経済的影響をもたらします。たとえば、スウェーデン南部のスコーネ地方で1日に生産される牛乳をすべて廃棄処分にした場合、生産者が失う収入は合計で約350万クローナになります。

　原子力事故の発生の直後から直面する主な課題は、放射性セシウムが牛乳に移行するのをいかに阻止するかということです。というのも、ヨウ素は牧草から牛へ、そして、牛から牛乳へ、さらには牛乳から人へと、非常に素早く移行するからです。放射性物質の降下にもかかわらず放牧を続けた場合、放射性ヨウ素は降下からわずか1日で牛乳に現れます（70ページ参照）。

　原子力事故が放牧期にあたる場合、放射性物質が降下する恐れがあるという警告が発せられた段階で、放牧中の家畜（とくに乳牛）を畜舎内に収容することは、もっとも重要な対策です（161ページを参照）。その他の対策としては、屋外にある飼料を屋内に移動させたり、可能であれば牧草や穀類などの飼料を

早く収穫することなどが挙げられます。

　しかし、放射性ヨウ素は物理的半減期が8日と短いため、ヨウ素による汚染は過渡的な問題にすぎません。放射性ヨウ素は、3週間後には最初の量の10％以下に減少し、2カ月後には1％以下となります（図⑤-3）。これに対し、長期的な問題をもたらす主な物質は、物理的半減期が30年と長い放射性のセシウム137です。セシウムはカリウムとよく似た性質を持っているため、とくに家畜の肉に集まるほか、牛乳にも移行します（71ページを参照）。

　それでも牛乳を廃棄する必要があるときは、農地・牧草地に撒布して土壌に戻します。畜舎から発生する糞尿もおなじように処分します。家畜が摂取した放射性物質の大部分は糞尿として体外に排泄されるため、このような処分を行なうと、半減期の長い放射性物質を土壌→飼料→家畜→糞尿→土壌という農業循環の中に再び戻すことになりますが、やむを得ません。

●牧草に含まれる放射性物質の量の抑制

■牧草を短めに刈り取る

　牧草を刈り取る位置を通常よりも高めにすれば、場合によっては牧草に含まれる放射能の濃度を減らし、牛乳や畜産物の放射能汚染を抑制することができます。このことは、スウェーデン農業大学で行なわれた実験で明らかになっています。この実験では、チェルノブイリ原発事故から2～3カ月が経った1986年の6月から7月に、刈ったばかりの青い牧草を乳牛に与え、分析が行なわれています（図⑭-1）。

　この測定では、牧草を4週間にわたって、通常通りに地表から5cmのところで刈り取った場合と、それよりも高い、地表から15cmの位置で刈り取った場合が比較されています。その結果、牧草1kg当たり（乾重量で換算）に含まれるセシウム137の量は、地表から5cmの位置で刈り取った場合が平均6650ベクレルであったのに対し、地表から15cmの位置で刈り取った場合はそれよりも非常に少なく、平均385ベクレルでした。

　この結果は、牧草に付着したり吸収されたセシウム137の、その時点での垂直方向における濃度分布を示しています。ただし、地表5cmで刈り取った牧草のセシウム濃度が高いのは、セシウムに汚染された土壌がいくらか一緒に混入してしまうことも原因だと考えられます。

　次に、この2つの牧草を牛に与えてみると、実験をはじめて2週間から4週間までの間に牛乳から検出されたセシウム137の量の平均は、地表5cmで刈

図⑭-1 牧草と牛乳に含まれるセシウム137の濃度の推移

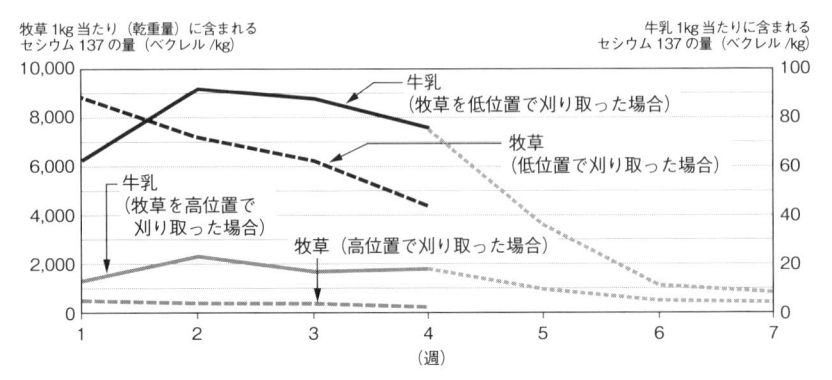

牧草1kg当たり（乾重量）に含まれる
セシウム137の量（ベクレル/kg）

牛乳1kg当たりに含まれる
セシウム137の量（ベクレル/kg）

- 牛乳（牧草を低位置で刈り取った場合）
- 牧草（低位置で刈り取った場合）
- 牛乳（牧草を高位置で刈り取った場合）
- 牧草（高位置で刈り取った場合）

横軸：週（1〜7）

＊1986年6月17日から4週間、および7週間を追跡
＊最初の4週間は牧草を低位置・高位置のそれぞれで毎日刈り取り、10頭の乳牛に与えた
＊5週目から7週目にかけては、放射性セシウムに汚染されていない牧草を乳牛に与えて、牛乳に移行するセシウムの量を分析

【出典：Jan Bertilsson, Inger Andersson, Karl Johan Johansen、スウェーデン農業大学】

り取った牧草の場合は牛乳1kg当たり85ベクレル、地表15cmで刈り取った牧草の場合は牛乳1kg当たり18ベクレルでした。牧草を刈り取る高さの違いによる牧草や牛乳の汚染度の違いは、ヨウ素131についても同様に確認されました。

■放牧地の手入れ

　放射性物質が冬や春先に降下した場合は、牧草が生長する前に放牧地を手入れするのも効果があります。つまり、草刈り機などの農機具を使って、前年から地表に残る枯れ草や家畜が食べ残した前年の牧草を刈ってしまうのです。

　放射能の汚染を受けやすいのは、前年から残され、地表で乾燥した牧草です。チェルノブイリ原発事故のあとでも、そのような牧草から比較的高い濃度の放射性物質が検出されました。放射能の濃度は、牧草が新たに生長しても薄まることはありません。春になったばかりの時期に家畜を放牧すると、家畜は前年から残った牧草も食べてしまい、肉や牛乳に高濃度の放射性物質が移行することになります。そのようなリスクを避けるためには、新たな牧草が生長をはじめる前に、前年の牧草を刈り取ったり、除去してしまうことが必要です。

■耕起

　通常の方法で農地を耕すと、地表に沈着した放射性物質は地表から約25cmの深さまでの表土全体に多かれ少なかれ均一に拡散します。牧草の根はもっと浅い所までしか到達しないため、牧草を栽培する場合の放射能汚染対策として、この方法を行なってみるとよいでしょう。ただし、牧草の植生を破壊することにもなるという短所を考慮する必要があります。

　放射性物質の降下がたとえ少量であっても、できるだけ早くその年のうちに牧草地を深く耕してかきまぜ、新たに種をまくのが放射能汚染対策としては一番よいこともあります。そうすれば、その翌年に牧草に含まれる放射性物質の濃度は、対策を行なわなかった場合にくらべて10％以下という非常に低い水準となる可能性があります。ただし、この方法の短所は、すでに生長した牧草が無駄になることです。しかも、放射能汚染の被害が少なかった他の地域で牧草がどれだけ収穫できるかがその時点ではわからないため、育った牧草を無駄にしたところで果たして他の地域から牧草を買えるかどうかという不安もあります。

　牧草地で通常通りに輪作を続けるのであれば、牧草地をそのたびに耕し、新たな種をまくことを繰り返していくうちに、土壌から牧草への放射性物質の移行量は大きく減っていきます。

● カリウム肥料の撒布

　カリウムを含む肥料を放射性物質の降下から間をおかず撒布すれば、植物に移行する放射性物質の量を部分的に抑えることができます。

　牧草地においても、はじめの年にカリウム肥料をまけば、牧草への放射性物質の移行を大きく減少させることができます。カリウム肥料の撒布、耕起、そして新たな種子の播種を組み合わせれば、よい効果が期待できます。カリウム肥料は土壌のうち地表に近い部分に与えてやれば、もっとも大きな効果をもたらします。図⑭-2からわかるようにカリウム肥料の撒布は短期的にも長期的にも効果があります。

● 放射能に汚染された牧草を家畜が摂取しないようにする

■放牧させず畜舎内にとどめ、汚染されていない飼料を与える

　放射性ヨウ素は、降下から間もなく、呼吸と牧草の両方を通じて牛の体内にとりこまれ、牛乳に移行します。そのため、可能であれば放射性物質が降下す

図⑭-2　カリウム肥料を撒布しながら牧草を栽培する実験

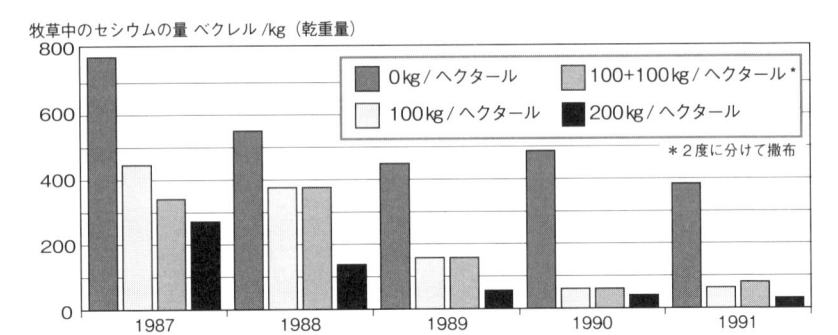

牧草中のセシウムの量 ベクレル/kg（乾重量）

凡例：
- 0kg/ヘクタール
- 100kg/ヘクタール
- 100+100kg/ヘクタール＊
- 200kg/ヘクタール

＊2度に分けて撒布

（横軸：1987, 1988, 1989, 1990, 1991）

＊チェルノブイリ原発事故のあと、砂地の農地に毎年5月にカリウム肥料を撒布した
（イェーヴレボリ県トロディエ地区）
＊毎年1度目に刈り取った牧草に含まれるセシウム137の濃度の推移を5年間にわたって追跡

【出典：Klas Rosén、スウェーデン農業大学】

る前に牛を放牧地から畜舎にとりこんだ上で、放射能で汚染されていない飼料を与えることで、家畜が体内に摂取したり牛乳に移行したりする放射性ヨウ素の量を抑えられます。また、この方法は家畜が他の放射性物質を体内にとりこむのを抑える上でももっとも効果的です。

しかし、それが可能となるのは、汚染されていない飼料の蓄えが自分の農場にあるか、汚染のない地域から買える場合です。チェルノブイリ原発事故にともなって放射性物質が降下したときは、スウェーデンでは放射能の汚染がない干し草の流通が全国的に組織されました。そのための重要な鍵は、十分な輸送能力です。また、小売流通業者も干し草の品質を保証した上で、妥当な価格で提供してくれる、誠実な人たちでなければなりません。放射能汚染のない飼料が十分に確保できない場合は、他のルートを使ってえさを与えることも可能です。たとえば、農業委員会は牛乳や牛肉を生産する際に、それぞれの農場の条件に応じてどのような対策が使えるかをまとめて、1986年に発表しています。

家畜の放牧が禁止され、畜舎内で飼育するように勧告を出した後、その解除を行なう場合にはきちんと測定を行なう必要があります。つまり、放牧しても多量の放射性物質が牛乳に移行することがないということが測定によって明らかになってはじめて、放牧の禁止令が解除されるべきです。

牧草に含まれるセシウム137の濃度は、牧草の生長とともに減少していき、ヨウ素131であれば、物理的な崩壊によってもその濃度が減少していきます。

初夏の頃に4週間から6週間が経てば、その間の生長によって、牧草に含まれる放射性物質の濃度は当初の数％にまで減少しています。ミネラル質の多い土壌であれば、家畜を畜舎内にとどめる必要がその頃にはすでになくなっています。一方、腐植土の土壌であったり、ミネラル質がたとえ多くとも栄養分に乏しくカリウム肥料も撒布しておらず、地表部分には植物の根がびっしりと生えているような土壌の場合には、家畜をより長い期間、畜舎にとどめる必要があります。

■自生の牧草は食べさせない

　人の手が入っておらず自然に生えた牧草は、人が栽培している牧草とくらべて、放射性物質の降下から最初の数年間のセシウムの移行が非常に多いため、家畜に食べさせるのは不適切です。自生の放牧地は多くの場合、耕したり人が手を加えたりすることができない、条件の悪い場所にある上、家畜が長年にわたって草を食べた結果、ミネラル分が枯渇し、生える草の量も減っている場合が多いのです。また、土壌の地表部分には草の根がびっしりと生えていることも多く、その部分の土壌が放射性物質を捕獲しやすく、植物が吸い上げやすい状態に維持していることも、セシウムの移行が多い理由です。

■放射能による汚染が少ない放牧地を利用する

　広大な牧草地を利用した放牧を中心とする畜産農家では、牧草地のうち放射能の汚染が少ない部分を利用することで、家畜がとりこむ放射性物質の量を抑えることができます。

　家畜を汚染の少ない地域に移動することも、汚染対策のひとつとして考えられます。チェルノブイリ原発事故の後、スウェーデンではトナカイにこの方法が用いられたほか、イギリスやノルウェーでは羊の移動が行なわれました。

　ただし、家畜の移動はなかなか厄介な問題です。とくに、数多くの乳牛を一度に移動する場合や、家畜群の数が多い場合です。輸送能力や移動先の施設の確保、飼料の手配、えさの投与、家畜の世話といった問題を解決するのは容易ではありません。輸送に際して伝染病が広がる恐れもありますし、移動先の施設ではさまざまな農家の家畜がおなじ場所に集まることによっても伝染病が蔓延する危険性があることを忘れてはいけません。

●家畜の胃腸でとりこまれる放射性物質の量を抑制する

■セシウム吸着材

　セシウムを吸着する物質とは、イオン状態にあるセシウムと結合し、家畜の胃腸などでセシウムが吸収されることを防ぐ物質です。そのような物質にはナトリウムやカリウム、カルシウム、マグネシウム、アンモニア、水素などのイオンがあります。これらのイオンは胃腸内の消化物に含まれるセシウムのイオンと置き換わりやすく、セシウムイオンがこれらの陽イオンと置き換えられた場合、その後の結合は交換以前よりも強くなるため、糞と一緒に体外に排出されることになります。ただし、すでに体内に蓄積された放射性セシウムの排出は促進されません。

　放射能汚染対策としてえさに添加するセシウム吸着材は、以下の条件を満たしていなければなりません。

- セシウムを吸着する能力が高い（イオン交換能力）
- 家畜に無害なもの
- 畜産製品（肉、牛乳、卵など）に残留物質が移行しない
- 家畜の胃腸内でのカルシウム、リン、マグネシウムといったミネラルや栄養分の吸収を大きく妨げない
- 生産が容易で、家畜にも与えやすい
- 取り扱いが安全である
- 手の届く価格である
- 放射性物質が降下した状況でも簡単に市場で入手できる

■粘土鉱物をセシウムの吸着材として利用する

　ベントナイトやゼオライトなどの粘土鉱物（もしくはそれらの粘土鉱物を含む粘土）は、実験だけでなく実際の放射能対策としても、セシウムの吸着材としてさまざまな家畜のえさに添加されています。家畜の体重1kg当たり0.5～2グラムの粘土鉱物を飼料に加えるのが理想です。乳牛への飼料に添加した場合、牛乳に含まれる放射性セシウムの濃度が最大で8割も減少します。

　スウェーデン農業大学で行なわれた実験では、汚染された配合飼料にベントナイトを10％添加して羊に与え、その後、食肉に含まれるセシウム137の濃度を調べたところ、ベントナイトを添加しない配合飼料を与えた羊とくらべて86％も低くなっていました。また、混合飼料にベントナイトを5％添加し

表⑭-1　畜産物に含まれるセシウム137の濃度の変化

セシウム137を含んだ飼料	動物と畜産物		ベントナイトの添加・無添加	セシウム137の濃度（ベクレル/kg）	移行係数（日/kg）
干し草	羊	羊肉	無添加	460	0.24
			添加	65	0.03
穀類	豚	豚肉	無添加	141	0.46
			添加	49	0.14
穀類	肉用鶏	鶏肉	無添加	155	3.30
			添加	105	2.44
穀類	卵用鶏	鶏肉	無添加	181	4.04
			添加	161	3.59
穀類	卵用鶏	鶏卵	無添加	33	0.80
			添加	29	0.65

＊ベントナイトを飼料に添加した場合
＊飼料から畜産物への移行係数

【出典：Inger Andersson et al、スウェーデン農業大学】

て採卵用の鶏や食肉用の鶏・豚に与えたところ、鶏卵に含まれるセシウム137の濃度は12％、鶏肉は32％、そして豚肉は65％、ベントナイトを添加しなかった場合とくらべて低かったのです（表⑭-1）。

　粘土鉱物を飼料添加物として使うのが適しているのは、とくに畜舎内で家畜にえさを与える場合です。粘土鉱物の長所は、無害であり、畜産製品（肉・牛乳・卵）に残留物質が移行しない上、添加が容易だという点です。たとえば、配合飼料のペレットを形成する際に添加することが可能です。また、粘土鉱物はさまざまな産業の生産過程で一般的に用いられているため、市場でも比較的手に入りやすいという点も、長所のひとつです。また、1kg当たりの価格もそれほど高くはありません。

　一方、短所としては比較的多くの量を毎日、飼料に混ぜて家畜に食べさせる必要があり、本来の飼料の摂取量が減るという点が挙げられます。乳牛のえさに長いあいだ添加を続けると、栄養素のバランスが偏る恐れもあります。また、飼料の味が悪くなる上、粘土鉱物の摂取量が多いと飲料水がたくさん必要になるという点も、問題点として報告されています。

■プルシアンブルーをセシウムの吸着材として利用する
　ヘキサシアノ鉄酸塩（フェロシアン化塩）のさまざまな錯体を総称してプルシアンブルー（紺青）と呼びます。これは、粘土鉱物とおなじようにイオン交

換の能力を持ち、家畜の胃腸内にイオン状で存在するセシウムを吸着します。プルシアンブルーは一部の製造業では生産過程で用いられています。飼料への添加が認められているのは、プルシアンブルーのうちヘキサシアノ鉄酸アンモニウム（フェロシアン化アンモニウム）です。

　乳牛に投与する場合の適量は1日3グラム（体重1kg当たりに換算すると6mg）であり、羊であれば1日1〜2グラム（体重1kg当たりに換算すると10〜40mg）です。これだけの量を与えた場合、乳牛だと牛乳に移行するセシウムの濃度を最大90％減らすことができるといわれます。ノルウェーで行なわれた牛の実験では、体重1kg当たり0.8mg（1日）という少ない量でも、牛乳や肉に含まれるセシウムの濃度を約50％減らすことができたと報告されています。

　投与するプルシアンブルーは、配合飼料にあらかじめ添加することもできますし、牛がなめる固形塩に添加することもできます。または、胃（第一胃）に投与する錠剤に15〜20％添加し、家畜に与えることもできます。第一胃に到達した錠剤は、そのまま第二胃に達し、溶解するまでそこで約6〜8週間とどまります。このように錠剤を添加して投与する方法は、羊やヤギなどの小型の家畜にもっとも適しています。プルシアンブルーは鶏（採卵用・食肉用）や豚に投与することも可能です。また、人に投与できるとも言われています。1987年にブラジルで起きたゴイアニア被ばく事故*では、人への投与が実際に行なわれました。

(訳者注：ゴイアニア被ばく事故＝1987年9月にブラジルのゴイアニア市で起きた原子力事故。廃墟になっていた病院から放射線源格納容器が持ち去られ、解体されたことでセシウム137が放出、250人が被ばく、4人死亡。)

　プルシアンブルーの長所は、高いセシウム吸着力です。そのため、投与する量も少なく抑えることができます。また、プルシアンブルーは胃腸を通過する過程でおそらく分解されないため、有毒物質を形成する恐れがないと考えられています。短所としては、飼料や家畜、さらには取り扱う人の肌に青色が付着することが挙げられます。

　スウェーデンでは、プルシアンブルーを家畜に使用することに対して、家畜の体が青色に染まることを理由に農業従事者の一部が反発してきました。また、おなじセシウム吸着能力に相当する量のベントナイト粘土とくらべて、はるかに高価です。さらに、放射性物質が降下した状況では、市場で入手ができない可能性があるという問題点もあります。

■飼料中の食物繊維を増やすことで、セシウムの吸収を防ぐ

　飼料に含まれる食物繊維を増やすと、胃腸内での放射性セシウムの吸収が減ると考えられます。過去の研究によると、干し草や麦わらなど繊維質の多い飼料が効果を持つと指摘しています。

■アルギン酸を添加し、ストロンチウムの吸収を抑える

　海草・褐藻（褐色をした藻類）などから得られるアルギン酸は、粘性が強いため家畜の胃腸内において放射性ストロンチウムの吸収を抑える働きがあります。飼料にアルギン酸カルシウムを5％添加しヤギに与えたところ、乳へのストロンチウムの移行を50％抑えることができたという報告があります。ここでは、構成物質であるアルギン酸とカルシウムの両方がこの吸収抑制効果をもたらした可能性があります。

　アルギン酸の添加物は、飼料に対して最大7％の割合で混ぜる必要がありますが、これだけ混ぜると飼料の味を損ねる恐れがあります。また、多量に製造することがむずかしいという現実的な問題もあるため、一般的な放射能汚染対策としては考えられていません。

●放射性物質の排出を促進する

　体内に一度吸収された放射性物質を体外へ排出しやすくする方法は限られています。たとえば、ある実験では、まず放射性セシウムに汚染された干し草を羊に一定期間与えて体内にセシウムを蓄積させ、その後、汚染のない干し草を与えた場合と、おなじ干し草にベントナイト（粘土鉱物のひとつ）を添加して与えた場合のそれぞれにおける、体内のセシウム濃度の減少速度（生物学的半減期）が比較されましたが、両者で違いは認められませんでした。プルシアンブルーを用いた実験でも、おなじように体内に一度吸収された放射性物質の排出促進効果はないと報告されています。

　10節で触れたように、ノルウェーで行なわれた実験では、羊に毎日運動させると生物学的半減期が若干減少することが明らかになっています。運動をさせない羊の半減期が24日であったのに対し、運動をさせた場合は21日に減少しました。

●その他の汚染対策

　降下した放射性物質によって汚染した飼料を食べた動物は、汚染状況の概要

図⑭-3　屠殺した後のむね肉に含まれるセシウム137の濃度

●鶏のむね肉に含まれるセシウム137

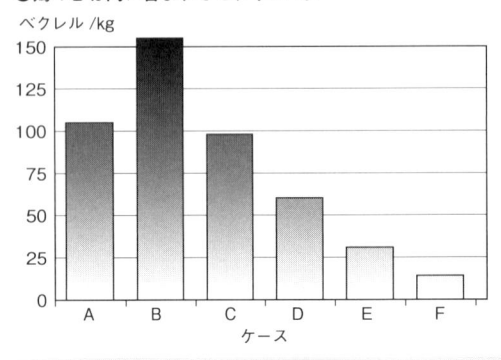

ベクレル/kg

（棒グラフ：縦軸0～150ベクレル/kg、横軸ケースA～F）
- A：約105
- B：約153
- C：約98
- D：約60
- E：約30
- F：約15

＊比較されたケースは以下の通り
A　飼育期間を通して、汚染された飼料にベントナイトを5％添加して与えた。
B　飼育期間を通して、汚染された飼料をそのまま与えた。
C　汚染された飼料を最初のうちは与えるが、屠殺の5日前から汚染のない飼料を与えた。
D　汚染された飼料を最初のうちは与えるが、屠殺の10日前から汚染のない飼料を与えた。
E　汚染された飼料を最初のうちは与えるが、屠殺の15日前から汚染のない飼料を与えた。
F　汚染された飼料を最初のうちは与えるが、屠殺の20日前から汚染のない飼料を与えた。

＊食肉用の鶏を40日間飼育
＊この実験では、汚染された飼料にベントナイトを5％添加して与えた場合の効果、および汚染された飼料をそのまま与えてから、汚染のない飼料を屠殺に先駆けて異なる期間与えた場合の効果を比較
＊汚染された飼料として、チェルノブイリ原発事故で汚染された穀類（セシウム137の濃度は1kg当たり400ベクレル）を使用

【出典：Inger Andersson et al. スウェーデン農業大学】

が明らかになるまで、通常の屠殺や食品としての流通を停止すべきです。

■屠殺に先駆けて汚染のない飼料を与える

　放射性セシウムは、動物の体内での生物学的半減期が比較的短いです（**5節**参照）。そのため、屠殺を前にした最後の期間に汚染のない飼料を与えれば、体内に含まれる放射性セシウムの濃度を減少させることができます。

　セシウム137の生物学的半減期が短いことは、チェルノブイリ原発事故の後4週間のあいだ汚染された牧草を与え、その後、その前年に刈りとられた汚染のない干し草を与えた実験などから明らかになっています。図⑭-1からわ

かるように、牛乳に含まれるセシウム137の濃度は1kg当たり約90ベクレルから約10ベクレルにすぐに減少しています。生物学的半減期を計算してみると7日になりました。

　スウェーデン農業大学は、子羊と若い雄牛を使った別の研究も行なっています。ここでは、セシウムに汚染されていない飼料を与えたところ、肉に含まれるセシウム137の濃度が減少し、子羊の場合も雄牛の場合も、生物学的半減期が13日となりました。他の研究によると子羊の通常の生物学的半減期は、14～20日だと報告されています。

　スウェーデン農業大学では、食肉用の鶏を使った実験（図⑭-3）や豚を使った実験も行なわれています。屠殺に先駆けてセシウムの汚染がない飼料を一定期間与えたところ、鶏肉に含まれるセシウム137の濃度を非常に効果的に減少させることができました。生物学的半減期は鶏が6日、豚が25日でした。セシウムによる汚染のない飼料を、鶏であれば屠殺の5日前から、豚であれば屠殺の35日前から与えた場合の食肉のセシウム濃度は、セシウム吸着材を混ぜた汚染飼料を飼育期間中ずっと与えた場合の食肉のセシウム濃度とおなじでした。

　トナカイの体内に含まれる放射性セシウムの濃度が基準値を上回った場合は、放牧中のトナカイを1カ所に集め、セシウムに汚染されていない飼料を与える方法があります。このとき、セシウム吸着能力を持った添加物を混ぜることで、セシウム137の生物学的半減期を約16日にまで減少させることができます。このような対策を1カ月間実行した場合、トナカイの肉1kg当たりのセシウムの量を4分の1、たとえば6000ベクレルから1500ベクレルに減らすことができます。

■トナカイの屠殺の時期は、季節を通じたえさの変化を考慮しながら決める

　家畜の飼育とは異なり、トナカイ放牧では放射性物質の降下から直ちに対策を講じる必要はありません。その理由は、大量のトナカイを畜舎にとりこむことが不可能なためです。どのような対策をとるべきかを決定する時間的余裕は少しあります。

　トナカイが食べるえさは季節によって異なります（**8節**参照）。そのため、トナカイの体内の放射性セシウムの量も1年を通じて変化します。セシウムの濃度がもっとも低くなるのは8月から9月にかけてであるため、屠殺を行なうのはこの時期がよいでしょう。ただし、その時期に放牧中のトナカイを1カ所

に集めるのは困難ですし、また年によってはまだ気温が高く、屠殺の際に衛生上の問題が生じる場合もあります。さらに、この時期はトナカイの体重はまだ十分に増えきっていないため、サーメの人びとがトナカイ1頭当たりに手にする収入も少なくなります。

しかし、適切な屠殺の時期を選ぶことは、費用の面からも有利です。確かに放牧中のトナカイを1カ所に集めるためには比較的大きな費用がかかるものの、いつもとおなじ時期に屠殺を行なえば廃棄処分せざるを得ない恐れもあるため、その場合にくらべれば収入は多くなります。

■汚染状況を推定するために屠殺前の家畜の放射能を計測

せっかく屠殺を行なっても、放射能による汚染水準が高く肉を廃棄せざるを得ないような事態にならないように、屠殺に先駆けて放射能を測定することも場合によってはできます。

家畜の一群のうち一部を試験的に屠殺し、肉から採取したサンプルの放射能を測定すれば、実際の汚染状況を把握する上で参考になります。

■生産する畜産物や農産物の種類を変える

長い目で見れば、生産する畜産物や農産物の種類を変える必要も出てくる可能性があります。たとえば、

・牛乳の生産をやめて、牛肉や豚肉の生産を行なう——土壌から飼料、そして畜産物への放射性物質の移行の度合いが少し低いため。
・牧草の生産をやめて、穀類の生産を行なう——穀類が土壌から吸い上げる放射性セシウムの量は、牧草よりも少ないため。

15節　食品加工業における放射能汚染対策

　食品が放射能汚染の基準値を上回ることがないようにまず、経済的に費用が高くなりすぎない限り、農作物・畜産物を生産する段階で汚染対策を行なう。次に、消費者が許容するのであれば、食品加工の段階で汚染対策を行なう。

●汚染対策の必要性と可能性

■「土壌から食卓まで」にかかる時間の重要性

　ヨウ素131は物理的半減期が8日と短い物質です。そのため、食品の生産から消費までの時間が数週間以上であれば、放射性ヨウ素はほとんど問題となりません。

　農作物は「土壌から食卓まで」にかかる時間が比較的長い食品です。収穫は毎年、ある短期間に行なわれる一方で、消費は1年間を通じて行なわれるため、保存の必要があります。たとえば、穀類は収穫が行なわれてから数カ月してはじめて消費されます。そのため、放射性ヨウ素が問題となることはありません。ただし、葉物野菜は例外です。国内で生産される葉物野菜は収穫の時期にあわせて消費されるからです。

　これに対し、ストロンチウム90やセシウム137の物理的半減期は29年から30年と長期間にわたります。生産から消費までにかかる時間が仮に1年以上だとしても、これらの物質の半減期を上回ることはありません。そのため、食品がこれらの物質に汚染されると、長期間にわたって問題が残ることになります。

　ある一定期間の保存は、畜産物においても行なわれます。生産量が時期によって異なるので、消費量との差をならすためです。また、チーズなどは生産過程の一環として一定期間の熟成が行なわれます。

しかし、畜産物の生産は年間を通じて行なわれるため、一般的に農産物よりも早く消費者のもとに届きます。とくに牛乳は、農場を出てから2日後には消費者が手にします。そのため、放射性物質の降下から間もない頃は、牛乳に含まれる放射性セシウムが最大の問題となります。ただし、初期の頃から注意が必要なのは、牛乳だけではありません。おなじく牛から得られる食肉や肉製品でも、汚染の度合いが高いこともあります。また、消費者のもとに届けられるまで期間が短く放射性ヨウ素が十分に崩壊していないような場合には、注意が必要です。

■放射性物質を除去する方法
　食品加工の段階において放射性物質を除去する場合には、その方法が効果的なものでなければなりません。また、たとえば、ビタミンやミネラルをはじめとする栄養素や味を変化させるようなものであってもなりません。さらに、大規模に実施する場合でも比較的容易にできるものであることが必要ですし、費用に見合った効果が得られるものでなければなりません。ですから、年間消費量がわずかな食品における汚染除去法を開発するのは望ましくありません。
　伝統的な製造法や加工法、調理法を用いれば、放射性物質の量をかなり減らすことができます。また、より精巧な手段を用いれば、さらなる減少も可能です。
　放射性物質を除去する方法のうち伝統的なものは、放射性物質を除去する仕組みによって以下のように大別することができます。

■放射性物質を除去する伝統的な方法
・食品の表面をきれいにする方法——ブラシを使ったり、水ですすいだり、洗ったりする。
・汚染がもっとも深刻な部分を除去する方法——切り落としたり、表面をそぎ落としたり、骨を取り除いたりする。
・製品の内部に含まれる放射性物質を減少させる方法——湯がいたり、酢漬けにしたり、ろ過したり、チーズに加工したりする。ただし、湯がくために使った水や、酢漬けに流出した肉汁、チーズ分を分離したあとの水などは捨てること。
・長期間の保存がきく製品を生産する——放射性ヨウ素の半減期が短いことも利用して、放射能の量を減少させることができる。
　放射性物質の除去は、家庭ではなく食品加工の段階で行なうべきです。食品

加工の段階であれば、加工過程をしっかりと管理できますし、品質や栄養素の含有量の検査も可能だからです。もし放射性物質の最終的な除去を各家庭が行なうという前提であれば、小売流通の段階では食品にまだ放射性物質が多く含まれていることになるため、小売流通業はそのような商品を扱いたがらないでしょう。場合によっては、放射能で汚染された農作物を飼料に転用することで、除染費用の負担や廃棄処分を逃れようとする業者も出てくるかもしれません。

■生産する製品の種類を変える余地は限られている

　食品加工業では、生産の特化が高度に進み、生産施設の稼働率も高い水準に維持されているため、製品の種類を変えることはほとんど不可能です。たとえば、酪農加工企業の多くは非常に限られた製品のみを生産しており、また、生産施設も限界まで活用しています（3シフト体制）。

　粉乳を生産するための乾燥施設の一部でも、生産物が特化されており、また施設の稼働率も1年を通して（3シフト体制）非常に高くなっています。ただし、1年のうちある限られた季節のみ稼動し、残りの半年間は完全に停止するような施設もあります。酪農加工業の抱えるもうひとつ別の問題は、汚染された牛乳を他の適切な酪農工場・乾燥施設に輸送することです。

　理論的には、普段とは異なる製品の生産に切り替えることによって、牛乳中のヨウ素やセシウム、ストロンチウムを減少させる可能性は十分にあると考えられますが、実際には、生産が特定の業者に限定されているケースが非常に高い上に、生産施設もその限界まで活用されている現状で、それを行なうのは困難です。

　酪農加工企業の中には、生乳やヨーグルト、粉乳、チーズ、バターを同時に生産している企業もあり、その場合は、長期の保存が利く製品へと生産を切り替えていくことが可能な場合もあります。そのような製品であれば消費される前に放射性ヨウ素が十分に減るため、汚染対策としては望ましい選択です。長期の保存が利く製品は、粉乳やチーズ、バター、137～140℃という高温で殺菌処理を行なった牛乳は賞味期限が3～4カ月と長く、ヨーグルトの中にも比較的長い期間、保存ができるものもあります。

　放射能汚染の除去プロセスでは、多量の廃棄物が出ることもあります。それを食品やその他に転用できない場合は、環境を汚染しないような形で処理を行なう必要があります。放射能汚染の除去プロセスで使用した器具の放射能汚染をどう処理するかも考えなければなりません。

■一部の食品では国内生産を輸入品で代替することも可能

　今日、さまざまな食料が国際間で取引されています。原材料や加工済みの食品などが国際的にスムーズに輸送されています。少なくともEU内では、食料の貿易が大規模に効率的に行なわれています。包装済みの食品は賞味期限が比較的長く、輸送にともなう品質の低下も心配ありません。

　このように食料を迅速に長距離輸送できるため、放射性物質がヨーロッパの他の農業地域にも広範囲に降下するような事態にならない限り、スウェーデンが必要とする食料の確保が難しくなることはありません。また、消費者も、食料が少しくらい手に入りにくくなったり、消費に制限が掛けられたとしても、放射能に汚染されている食品を買うよりはよいと考え、受け入れることでしょう。食品加工企業の側も、汚染された国産原料を使えば放射性物質の分離が必要ですし、生産施設にも放射能汚染が及ぶ恐れがあるため、おそらく輸入された原材料を使いたいと考えると思われます。

　ただし、酪農加工業では原材料を国産品から輸入品へと切り替えるのはおそらく無理です。原乳は長期の保存が利かないため、国内で加工する必要があるし、また原乳を取引する国際市場が存在しないからです。例外は、粉乳の輸入です。

　以上のような理由から、酪農加工業は生産を中止するか、製品の汚染除去をきちんと行なうかの選択を迫られることになります。汚染源が放射性ヨウ素であれば、その物理的半減期が短いことを考慮して、放射能が減少するまで生産を一時的に中止することもできます。これに対し、放射性のセシウムやストロンチウムによる放射能汚染の場合には、企業は経済的な理由から、製品の汚染除去を選ぶはずです。もちろん、そのような製品を消費者が許容することが前提ではあります。

■非常事態への備えに対する食品加工業の見方

　2000年スウェーデンの51社の食品加工企業を対象に、放射性物質が降下する事態への備えについて調べるアンケート調査が行なわれました。回答した企業（対象企業の85％あまり）のうち半数は、不測の事態に備えた何らかの準備をしていると答えています（図⑮-1）。ここにはおそらく放射能汚染に対する備えも含まれていると思われます。準備のあり方としては、基本的に次のような3つがあります。

・原材料や製品の監視やサンプル検査

図⑮-1 自主基準導入に関する企業回答

その答えを選んだ企業の割合（％）

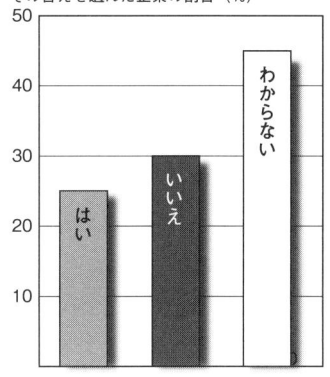

（棒グラフ：はい 約25％、いいえ 約30％、わからない 約45％）

＊放射性物質が降下する事態になった場合、原材料や製品に含まれる放射性物質の基準値に関して、行政当局が定めるものよりも厳しい基準値を自主的に導入するか、という問いに対する回答の内訳
＊調査の対象となった51企業のうち回答は44社

・一般的な危機対策計画や、さまざまな品質保証プログラム、そして、製品回収に備えた準備
・原材料の仕入れ地域の変更の可能性

　放射能汚染に対して何の準備もしていないと答えた企業は、その理由として以下のような点を挙げています。

・緊急事態においては行政当局から通達される指令を待つ。
・放射能汚染という事態への準備は、危機対策の中でも優先度の低い項目だと考えている。
・放射能汚染という事態をそもそも考えてこなかった。

　新たな原子力事故が起こった場合に、行政当局が定める放射性物質の基準値にどう対応するか、という問いに対しては、4分の1の企業が、チェルノブイリ原発事故のときの経験などから行政当局の基準値よりも厳しい基準値を自主的に設けると答えています。企業の中には、輸出先の顧客の要求によって、そのような厳しい基準値を自分たちの製品にすでに課していると答えた企業もあります。一方、回答した企業の3分の1は行政当局の基準値よりも厳しい基準値を設けるつもりはないと答え、残りは「わからない」と答えています。

図⑮-2　乳製品に含まれる放射性セシウムの濃度

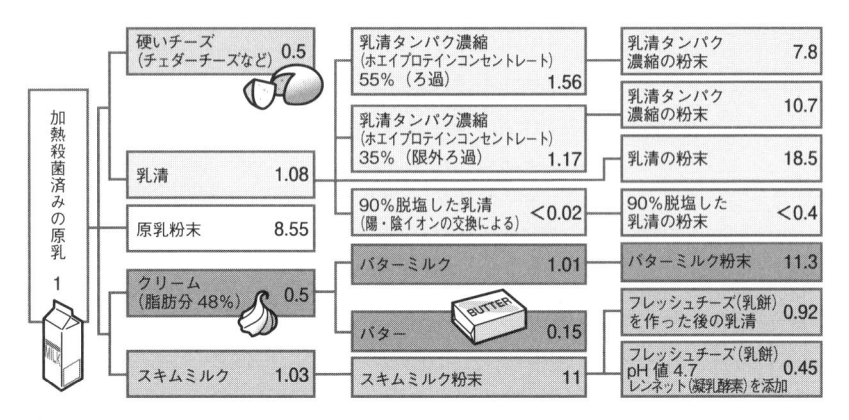

```
加熱殺菌済みの原乳 1
├─ 硬いチーズ（チェダーチーズなど） 0.5
├─ 乳清 1.08
│   ├─ 乳清タンパク濃縮（ホエイプロテインコンセントレート）55％（ろ過） 1.56
│   │   └─ 乳清タンパク濃縮の粉末 7.8
│   ├─ 乳清タンパク濃縮（ホエイプロテインコンセントレート）35％（限外ろ過） 1.17
│   │   ├─ 乳清タンパク濃縮の粉末 10.7
│   │   └─ 乳清の粉末 18.5
│   └─ 90％脱塩した乳清（陽・陰イオンの交換による） <0.02
│       └─ 90％脱塩した乳清の粉末 <0.4
├─ 原乳粉末 8.55
├─ クリーム（脂肪分48％） 0.5
│   ├─ バターミルク 1.01 ─ バターミルク粉末 11.3
│   └─ バター 0.15
├─ スキムミルク 1.03 ─ スキムミルク粉末 11
└─ フレッシュチーズ（乳餅）を作った後の乳清 0.92
    └─ フレッシュチーズ（乳餅）pH値4.7 レンネット（凝乳酵素）を添加 0.45
```

【出典：L. G. Wilson, R.C.Bottomley, P.M.Sutton & C.H.Sisk, 1988, "Transfer of radioaktive contamination from milk to commercial dairy products", J. Soc. Dairy Technol., 41(1): 10-13.】

●放射性物質の除去

■牛乳

　牛乳に長期的な汚染をもたらす物質は、主にセシウムとストロンチウムですが、事故直後の汚染の大部分を占めるのはヨウ素です。すでに触れたように、賞味期限の長い製品を生産することで、時間の経過とともにヨウ素を減らすことができます。牛の体内にとりこまれたセシウムは、牛乳のもととなる水分に含まれ、牛乳中に移行します。

　これに対し、ストロンチウムは大部分（最大80％）がカゼインに結合しています。原乳に含まれるセシウムの量を1とすると、バターに含まれるセシウムの量はわずか0.15です。一方、クリームやチーズのセシウムは0.5です（図⑮-2）。同様に、原乳に含まれるストロンチウムの量を1とすると、バターのストロンチウムは0.21、クリームは0.43、チーズは8.18です。

　ミネラル除去（脱塩）を行なえば、とくに乳清*や乳清粉末などの乳製品に含まれるセシウムの量はさらに減少します。ストロンチウムについても、乳清粉末を作る過程でミネラル除去を行なえばもっとも大きく減少し、原乳のストロンチウム濃度を1とすれば、0.07となります。ミネラル除去は、逆浸透膜（部分的ミネラル除去）やイオン交換、もしくは電気透析によって行ないます。

（訳者注：乳清＝牛乳からチーズを作った後に残る液体。水分、乳糖（ラクトース）、可溶性ミネラル、脂質などを含む。家畜飼料やミルク・シュガー、チーズ添加物に使われる。）

■穀物類

　穀類は通常、収穫から数カ月が経ってから消費されはじめるため、注視すべきなのはヨウ素131ではなく、主にセシウム137とストロンチウム90です。

　放射性物質が農作物の地上部分に降下した場合は、吸収の度合いは放射性物質が異なっても同程度ですが、穀粒部分への移行の度合いは物質によって大きく異なります。そのため、とくに放射性物質の降下が収穫時期の前であれば、汚染の度合いは場合によって大きく違うことになります。セシウムは大部分が穀粒部分に移行するのに対し、ストロンチウムはもみ殻など、農作物の表面部分におもにとどまります。

　穀粒のぬか層を削りとる作業（玄米であれば精米の作業）を行なえば、穀粒に含まれるストロンチウムの8割から9割は、ぬかとして分離されます。ぬかは通常は飼料として用いられます。麦粉となり人が食する部分に含まれるのは、ストロンチウムのわずか1割から2割です。このように、ぬか層を削りとる作業は、放射性ストロンチウムを分離するための非常に有効な手段です。

　これに対し、セシウムはぬか層と胚乳の両方にほぼ均等に分散しています。とくに植物の生育期間のはじめ頃に放射性物質が降下して根から吸い上げられたり、地面から上の部分に直接沈着した場合には、胚乳への移行が増える傾向にあります。そのため、穀粒のぬか層を削りとった場合、セシウムはぬか層と胚乳の両方にほぼ等しく含まれることになります。一方、放射性物質の降下から数週間以内に穀類を収穫した場合、放射能汚染の大部分はまだ穀粒のかなり表面に存在しています。そのため、セシウムは胚乳よりもぬか層に含まれることになります。

　穀類を飼料に使う場合は、通常はぬか層を分離しないまま穀粒の大部分をそのまま動物に与えています。人の食用パンの材料である穀類の一部も飼料に使われています。

■その他の食品

　プルシアンブルーを使ったイオン交換など、より高度な方法を用いれば生肉や湯がいた野菜、スキムミルクに含まれたセシウムを1割から2割減らすことができます。よく洗った小麦やオート麦も同様の処理を行なえばセシウムの濃度を半減できます。

　一方、牛乳や野菜に含まれるストロンチウムを除去してその濃度を減らすことは困難です。ストロンチウムは牛乳のカゼインや、植物の繊維構造もしくは

図⑮-3　食品加工企業に対する放射能の除去に関するアンケート結果

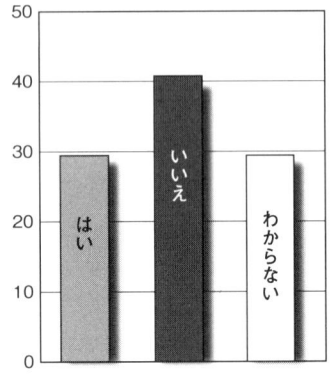

その答えを選んだ企業の割合（％）

はい、いいえ、わからない

＊放射性物質が降下する事態となった場合に、何らかの形で原材料や製品の除染を行なうつもりか、という問いに対する回答の内訳
＊調査の対象となった51企業のうち回答は44社

不溶性の成分と結合しているためです。したがって、添加物を加えてストロンチウムだけを吸着させ、分離することはむずかしいのです。

■食品加工業界は除染をどう考えているか

　食品加工企業に対するアンケートで放射能の除去についても尋ねたところ、除染を独自にやるつもりはないと答えた企業もたくさんありました（図⑮-3）。しかし、3割の企業は原子力事故が起こった場合には何らかの方法で、仮にそれが「最後の手段」と考えられるものも含めて、行なう考えがあると答えています。

　中には、食品生産の初期の段階（つまり農業）で対策を行なうべきだと指摘する声もありました。たとえば、家畜に放射能汚染のない飼料を与えるといった方法です。除染を行なう考えがないと答えた企業の一部は、除染が自分たちが掲げる倫理や品質の高さといったポリシーと合致したものではないからと答えていました。食品加工業で適用できる除染方法をもっと開発すべきだと思うか、という問いに対しては、回答した企業の27％が「そう思う」、23％が「そうは思わない」、そして50％が「わからない」と答えました。

16節　家庭における汚染対策

セシウム含有量の減少率

- 肉類
  焼く・グリルする・塩をまぶしてしみ込ませる——0〜30%
  塩水に漬ける——30%
  ゆでる——45〜70%
- マリネ（酢漬け）——80〜90%
  （肉を燻製(くんせい)にしたり乾燥させても、放射性セシウムの量に変化はない）
- 魚類
  茹でる——15〜30%
  塩水に漬けたあと、水で洗い流し、ゆでる——70〜80%
- 葉物野菜
  水で洗う・ゆでる・湯通しする（調理法によって異なる）——10〜90%
- キノコ類
  湯通しする——70〜80%

自給自足の世帯は、除染が必要になるかもしれない

　今日の社会において、市場に流通している食品を除染する必要はほとんどありませんが、自家栽培をしている場合は状況が異なります。家庭菜園で栽培をする人たちや、狩猟や釣りなどを通じてほぼ自給自足の生活をしている人たちは、食料をよりよく活用するために、放射性物質の除去を試みる価値はあります。

　また、購入した食品がたとえ汚染の基準値を満たしていても、消費者はでき

れば調理の際に放射性物質をさらに減らしたいと願うかもしれません。その場合、自分の家庭でできる実践的なアドバイスが必要となるでしょう。そのため、一般家庭には食事の摂り方についてのアドバイスを提供する必要がありますし、自家栽培した食品や、狩猟・釣り・キノコ狩りなどで得た食品に含まれる放射性物質を減らすためのアドバイスも提供するべきです。

●家庭での実践

家庭での調理法は、調理をする人によってさまざまです。たとえば、野菜や根菜類の適度なゆで加減や、適度な塩味、野菜を茹でるときの湯の量も人によって異なります。

肉汁が出てしまわないよう、肉や魚に下準備をせず、そのまま焼いたりグリルしたりする人もいれば、ゆでた肉を好み、ゆで汁をソースに活用しようとする人もいます。ただし、後者の場合は、セシウム137がゆで汁に流出するため、セシウムによる汚染がある場合は適切ではありません。

普段の調理法や好みを変えるのはむずかしいので、行政当局が出すアドバイスや指示は、それぞれの家庭でおそらく異なった形で解釈され実践されることになります。そのため、放射性物質の含有量が平均的にどのくらい減少するかを予測する場合には、大きな誤差がともないます。

●食品の処理

■食肉と肉製品

ストロンチウムは骨に含まれるため、骨を取り除いてしまえば、残る問題はほぼセシウム137だけとなります。

伝統的な調理方法の多くは、肉に含まれるセシウム137を除去するのに極めて適していますが、これらの方法は少し時間がかかることもあります。

- 酢漬け（マリネ）にした場合、肉に含まれるセシウム137が80〜90%減少する
- ゆでた場合、牛肉に含まれるセシウム137がおおよそ50〜70%減少する。また、野生のヘラジカ、ノロジカ、トナカイ肉であれば45〜70%減少する
- トナカイ肉と羊肉を塩水に浸すだけの場合の減少率は30%だが、塩水に漬けた後、水で洗ってからゆでると、トナカイ肉で70〜85%減少する

以上の効果は、マリネ液や煮汁を一緒に食べないことを前提としています。これらの方法をとった場合、セシウムの減少率とおなじだけ、カリウムやビタミンＢ６など水溶性の栄養分も減少します。ちなみに、肉を焼いた場合は、セシウムはわずかしか減少しません。

■魚類

魚類に含まれるセシウム 137 は、切り身にしてからゆでれば 20 〜 30％低下し、切らずにそのままゆでれば 15 〜 20％低下します。

鱗のある魚の場合、塩水に漬けたあと水で洗ってからゆでると、セシウムの含有量が 70 〜 80％も減少します。ただし、漬けている期間が 1 週間でも 4 週間でも効果は変わりません。しかし、残念ながらこの場合にも、カリウムやビタミンＢ６などの水溶性の栄養素はセシウムの減少率とおなじだけ減少します。

■野菜類

葉物野菜は、外側の葉を除去したり、水洗いしたり、湯通ししたり、ゆでたりするなどの作業を行なうことによって、セシウム 137 の量が 10 〜 90％減少します。湯通ししたり、もしくは冷凍した後にゆでたりすれば、人参とグリーンピースに含まれるセシウムの量が半減します。しかし、ビタミンＣやビタミンＢなどの水溶性の栄養素もセシウムと同率で減少します。

湯通しした場合、ストロンチウムの含有量は人参で 5 ％、グリーンピースで 35％減少します。

■キノコ類

生キノコも乾燥キノコも、十分な量の湯で湯通しすることによって、キノコに含まれるセシウム含有量を 70 〜 80％減少させることができます。

■食品から放射性物質を減らす方法

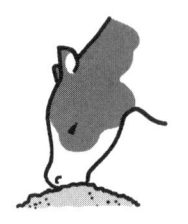

セシウムを吸着する添加物を
飼料に加える

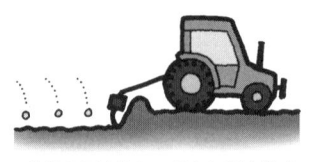

農地を深く耕し、新たに種を撒く

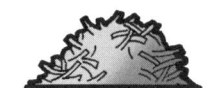

汚染されていない飼料を与える

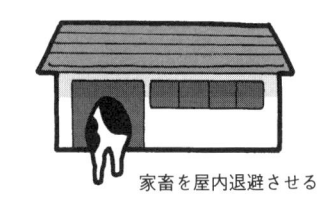

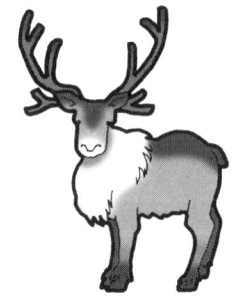

家畜を屋内退避させる

セシウムの濃度が最低となる8月、9月に
トナカイを屠殺する

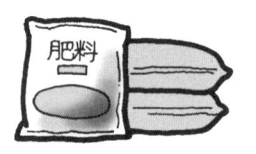

肥料と石灰を撒布する

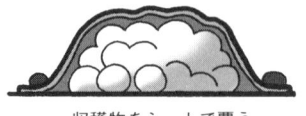

収穫物をシートで覆う

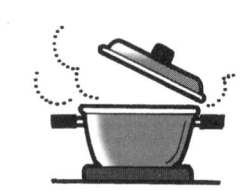

食品を洗う、湯通しする、ゆでる

17節　戦略的行動が必要

● **さまざまな要素を考慮してバランスをとる**

　放射能汚染対策のさまざまな局面において、その長所と短所を明らかにしながら、その両者のバランスをとることは非常にむずかしいものです。少し待てば、時間とともに状況をより正確に把握できるようになりますが、その一方で、対策をとるのが遅くなると、その費用やマイナスの影響も大きくなります。そのため、多くの場合、どのようにバランスをとるかという問題はかなり複雑です。

　場合によっては、ある対策が講じられることによって便益を受ける人たちと、その費用の大部分を負担させられる人たちが異なることもあります。また、便益と費用がまったく異なる次元のものであるために、比較がむずかしい場合もあります。たとえば、対策によって一部の人びとが受ける被ばく線量が少なくなるのに対して、別の人びとはその対策のおかげで収益が減るかもしれません。図⑰-1はそのような問題のいくつかを示しています。

　原子力事故が起こった直後、放射性物質を含んだ雲がスウェーデンにまだ到達していない段階と、放射性物質がスウェーデンにすでに降下したことが確認された段階とでは、農業への影響を判断したり、さまざまな対策の長所と短所を比較したり、重要な決定を下すための条件が大きく異なります。その上、これから起きる原子力事故は、過去に起きた原子力事故とは重要な点において別の様相を持っているものなのです。そのような前提のもとで、放射能に対する防護対策を実際に行なっていくための戦略を立てる必要があります。

　バランスのとれた決定を下すためには、数多くの要素を考慮する必要があります。また、決定を下すときには、バランスをとる必要から一部の要素を実際には切り捨てていることを自覚することも重要です。

　複雑な事態に直面しながら迅速な決定が求められる状況では、現状を十分正確に把握することが困難です。そのような条件のもとで決定を下す場合に

図⑰ - 1　バランスが重要

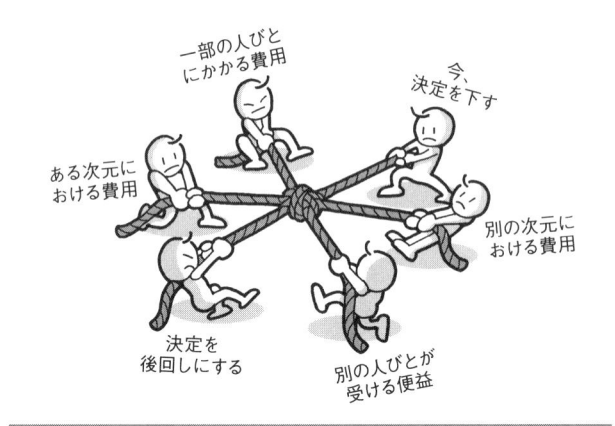

一部の人びとにかかる費用
今、決定を下す
ある次元における費用
別の次元における費用
決定を後回しにする
別の人びとが受ける便益

> バランスをとるということは複雑な問題であり、
> 行政当局はむずかしい決断を迫られる。

は、何らかの要素を見落とす危険もあります。そして、その要素が後になってとても重要だったと気がつくことになるかもしれません。緊急時では、この点が大きな問題となります。

　原子力事故が発生したとき、行政当局は講じるべき汚染対策の内容を決定し、発表することで、放射性物質がもたらす影響を抑制する必要があります。その場合には、さまざまな側面を考慮し、バランスをとらなければなりません。

　たとえば、以下のような点が考えられます。

・被害のリスクを抑えるために迅速に行動するか、それとも、熟慮を尽くした決定を行なうためにゆっくり行動しながら時間を稼ぐか（図⑰ - 2）
・原材料を生産する農業・畜産業において汚染対策を行なうか、それとも、食品加工業者やそれを消費する各家庭で汚染対策を行なうか
・消費者や農業従事者、家畜の被ばくを防ぐか、それとも、汚染対策の費用を抑え、作業も少なくなるように努めるか
・現在の被ばく線量を抑えるか、それとも、将来の被ばく線量を抑えるか
・現時点で費用をかけて対策を講じるか、それとも、将来にガンの発症が増えることを容認するか
・農作物の品質を高い水準に維持する（つまり放射能汚染を低く抑える）か、

図⑰-2　バランスをとる

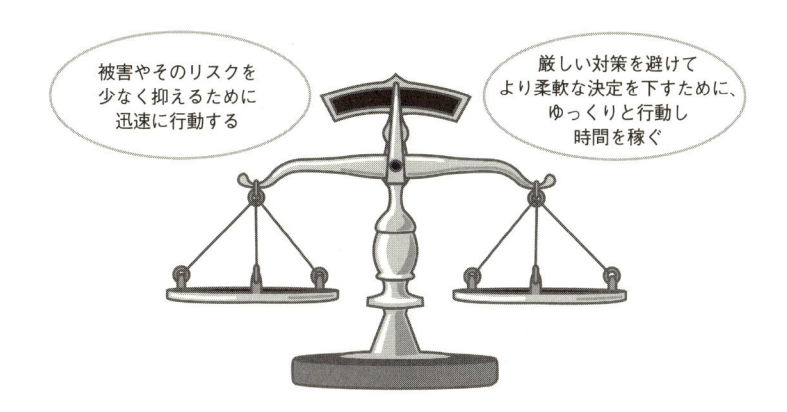

被害やそのリスクを
少なく抑えるために
迅速に行動する

厳しい対策を避けて
より柔軟な決定を下すために、
ゆっくりと行動し
時間を稼ぐ

それとも、出荷量を高い水準に維持するか
・厳しい対策を講じて被ばく線量を少なく抑えるか、それとも、裁量の余地を残し、柔軟な対策ができるようにするか

　農業においては、生産活動をこれまで通り続けていくのか、延期するのか、変更するのか、もしくは、中止するのかを判断することが大切です。すでに挙げた各項目をバランスよく考慮した上で、農業部門ではさらに、農業従事者が被ばくするリスクや、農作物・畜産物の放射能汚染、そしてそれらの製品の必要性を加味しながら、判断を下すことが重要です。
　場合によっては食品加工業でも、消費者が最終的に手にする製品の放射能汚染をかなり低くできます。しかも、生産過程を技術的に変更することが汚染対策につながることもあります。
　酪農加工業や穀類加工業からの製品は通常、家庭にとって大変重要です。そのため、牛乳に含まれる短半減期のヨウ素131や、穀粒に含まれる長半減期のセシウム137やストロンチウム90の濃度が食品加工の過程でどのように変化するかを知る必要があります。

● 通常運転時の被ばく線量の基準値

　原子力発電所などの原子力施設で通常の運転時に適用される被ばく線量（実効線量）の基準値と、事故時に適用される暫定基準値との違いをきちんと知っておくことは重要です。

通常運転時の被ばく線量の基準値と事故時の暫定基準値は、2つの異なる概念です。暫定基準値は、通常運転時の基準値とは関係ありません。もし、両者が数値的におなじである場合には、それは単なる偶然です。

通常運転では、放出される放射性物質の量を管理することができます。その場合、通常運転時の基準値が適用されますし、被ばく線量をできる限り低い水準に抑えるという原則が貫かれます。この基準値は許容される個人の被ばく量の上限値を、ある1年間、連続する数年間、5年間、そして就労期間全体に対して、細かく規定しています。原子炉を用いた操業活動のそれぞれにおいて、操業がもたらす便益と、放射線被ばくがもたらすリスクが天秤に掛けられて決められています。

■原子力事故時の暫定基準値

原子力事故が起こった場合には、放出される放射性物質の量を管理することができなくなります。被ばく線量の通常の基準値は、原子炉の運転を停止したり調節したりする活動に対して適用できなくなります。

放射性物質が大量に放出したときは、放射線量や個人が受ける被ばく線量を減らすためにどのような対策を講じるかが問題となります。その場合に、事故時の暫定基準値を適用することになります。暫定基準値は、被ばく線量をどの程度まで減らすべきかを示したものであり、屋内退避やヨウ素剤の服用、乳牛の畜舎内退避などを勧告する上での根拠となります。

それぞれの対策には、長所と短所があります。どの対策を実行するかは、その対策にともなう短所とそれがもたらす長所のバランスを考えながら決めます。長所とは、主に被ばく線量とリスクの抑制です。これに対して短所は、慣れた環境での生活を断絶すること(例：避難)、人びとの自由を制限すること(例：屋内退避)、個人や社会に経済的な犠牲を強いること、物理的なリスクをともなうこと、不安や恐怖といった精神的な苦痛をもたらすことなどが含まれます。

暫定基準値は、ある対策を実行すべきかを判断するときだけでなく、その対策を停止するかどうかを判断する際にも用いられます。つまり、その対策がもたらす、被ばく線量の抑制などの便益が、対策にともなうマイナスの影響にくらべて小さくなれば、その対策は停止することになります。

■暫定基準値の一部はあらかじめ設定しておく

ある汚染対策を講じる、継続する、もしくは停止するといった決定を行なう

図⑰-3　減少線量

対策の一覧
・屋内退避
・一時避難
・避難
・ヨウ素剤の服用
・食品の生産・流通・摂取に対する制限

対策を講じた場合の被ばく線量　←対策←　対策を講じなかった場合の被ばく線量

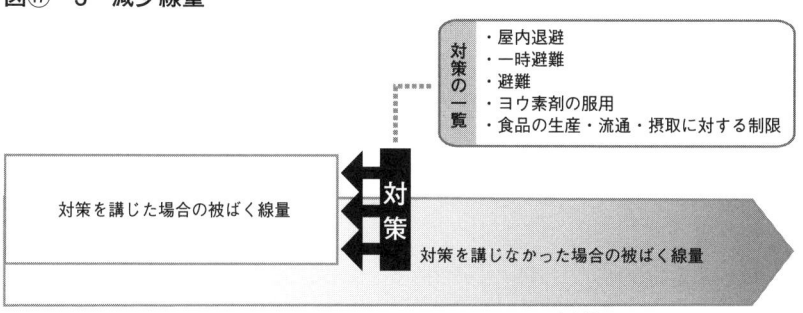

減少線量

際に、その対策の長所と短所を同時に天秤に掛けることはむずかしい問題です。人びとがこうむる苦痛や被害を一元的に評価できないことが、その理由のひとつです。行政当局としては、その対策の長所と短所が等しくなる水準を選びたいのですが、そのためには、現状を正確に把握している必要があります。しかし、それは事故がいざ起こってみなければわかりません。

　ただし、場合によっては、被ばく線量を何らかの対策によってどの水準まで抑制すべきかを示す基準値を、前もって設定することは可能です。たとえば、放射性物質が降下した直後に地表のヨウ素131やセシウム134、セシウム137が1m^{2}当たり1万ベクレル（10キロベクレル/m^2）を超えれば、放牧中の乳牛を畜舎内に退避させることを検討すべき（放牧の禁止）などといったものです。

　放射能汚染の状況を十分に把握する時間的余裕がない場合は、すでにある限られた情報をもとにして、被ばく線量をなるべく正確に予測しなければなりません。ただし、被ばく線量を予測する際は、誤差がなるべく小さくなるように努める必要があります。誤差が大きく、被ばく線量が大きく見積もられ過ぎれば、数多くの汚染対策を講じなければならず、その場合、対策によるマイナスの影響がその便益を上回ってしまうからです。

■減少線量

　汚染対策が完璧に機能することはありえません。対策を講じることによって線量率（時間当たりの被ばく線量）は低下しますが、ゼロになることはありません。対策を中止すれば、線量率は再び上昇するでしょう。対策を行なったことによる被ばく線量の減少分を減少線量と呼びます（図⑰-3）。減少線量は

被ばく線量の総量がどれだけ減少したかを示すものであり、健康被害（ガンの発症数など）の減少を予測する上で意味を持ちます。

　場合によっては、被ばく線量の総量が暫定基準値を上回っても、対策を講じる根拠に乏しいとされることもあります。これは、対策を実施するまでに時間がかかる場合などです。たとえば、スリーマイル島原発事故のように、放射性の希ガスが、エアロゾル（微粒子）に付着した少量の放射性物質とともに放出された場合です。放出が起こる以前にその地域の住民を避難させることができなければ、放出が起こってから避難させてもあまり意味がありません。なぜなら、避難にともなうさまざまな問題にくらべて、減少線量が非常にわずかなものだからです。

●放射能汚染対策に対する一般的な原則

■現行法や国際的な取り決めに反した対策は行なわない

　緊急時とはいえ、「戒厳令」を敷くのではなく、通常の法体系のもとで汚染対策を行なっていくべきです。決定に必要とされる根拠をきちんと準備した上で、状況に適した対策を策定し、講じていくことが重要です。

　放射性物質の降下が予想される状況や、実際に降下した状況であっても、国の行政当局間で通常通りの役割分担を行なうことが必要です。この点は、1998年に防衛省が発表した『平時における緊急事態に際しての責任と権限』（Ds1998：32）という報告書の中でも指摘されています。その報告書の17～18ページでは、「中央政府は、緊急事態において責任分担が不明確になることを避けるため、平時の社会における行政当局の役割分担と指揮組織、および指揮手段を、緊急事態においても可能な限り適用することを前提としている」、そして「中央政府は、産業部門ごとの指揮責任を地域ごとの責任当局が引き継ぐことがないことを前提としている」と書かれています。

■急性の深刻な健康被害を防ぐために、あらゆる努力を行なう

　深刻な急性障害（偶発的な晩発性障害ではなく確定的なもの）は、1人ひとりの個人が浴びる被ばく線量を一定の水準以下に抑えれば防ぐことができます（**6節**参照）。ただし、被ばく線量には変動がある上、個人によって放射線に対する感受性が異なるため、障害が発生するとされる被ばく水準よりも、ある程度低い被ばく線量に抑える必要があります。

　しかし、原子力事故によって汚染された食品を食べた人が急性障害にかかる

ほど、食品が汚染されるということはほぼ考えられません。一方で、ガンなどの晩発性障害（偶発的・確率的影響）が発症するリスクが高くならないように制限する必要はあります。

■対策は正当性のあるものでなければならない
　ある対策は、その便益がその対策にともなうマイナスの影響を上回れば、正当化されるといえるでしょう。逆に、その対策によって被ばく線量が低下するというプラスの効果よりも、マイナスの影響のほうが大きくなる恐れがあれば、その対策は正当化されないことになります。マイナスの影響としては、被ばく線量を抑えるために避難する時に発生する交通事故などです。

■講じる対策は、なるべくよい効果をもたらすように最適化する
　ある対策は、マイナスの影響をすべて考慮した上で、それが可能な限りよい効果をもたらすならば最適だといえます。
　最適な対策を形作るときには、被ばく状況に関する入手可能な情報をできる限り集めて、それを基礎とする必要があります。これは逆に、被ばくの状況が変化したり、状況の詳細が明らかになるにつれて、対策手段や被ばく線量の暫定基準値を変更しなければならない、ということも意味します。減少線量をより正確に推計できれば、ある対策のプラスの効果とマイナスの影響をより正確に比較できるようになります。

■対策の柔軟性が制限されたり、今後の行動が制約されることは
　できるだけ避けるべき
　早い段階で決定を行なってしまうと、将来取り得る対策の選択肢が限られてしまうという点は心に留めておくべきです。たとえば、汚染された農地を耕してかきまぜれば、地表に沈着した放射能からの外部被ばくを減らすことができますし、一般には農作物が吸い上げる放射性物質を減らすことができます。
　しかし、この対策を講じる場合には、まずそのようなプラスの効果と、将来取り得る対策の柔軟性が制限されてしまうというマイナスの影響とをくらべる必要があります。一般的な話として、仮に放射能汚染や被ばくの程度を抑える必要性から農地を耕し、かきまわすという決定がその時点では理に適った決定だったとしても、一度耕してしまえば、汚染された植物や表土だけを将来、除去できなくなるという意味で、「取り返しがつかない」対策です。

経済的な制約を長い将来にわたってともなうような対策も避けなければなりません。たとえば、農業従事者に対する経済的補償の制度の作り方しだいでは、放射能汚染の影響を極力抑えるための対策を彼らがとろうとするインセンティブが低下してしまうこともあります。そうすれば、放射性物質の降下の実際の影響が長期にわたるかどうかに関係なく、国が長いあいだ経済的補償を行なう必要があります。長期的な制約をともなうような対策を今行なうのではなく、後になってからより柔軟な対策がとれるような余地を残すことは、とくに放射性物質の降下から比較的間もない頃はとくに価値の高いことです。しかし、この価値は、効果的な対策をなるべく早く実行に移すことの価値と天秤にかけて判断する必要があります。

■経済的に費用が高くなりすぎない限り、農作物・畜産物は生産段階で汚染対策を行なう
　汚染対策の実施が食品生産の流れの下流のほうに先送りされれば、さまざまな問題や不確実性をもたらすことになります。この場合、食品加工業や小売流通業、家庭がどのように反応するかを予想しなければなりません。たとえば、食品加工業は消費者が食品の品質に疑問を持つことを恐れて、被災していない国から放射能汚染のない農作物を輸入する可能性もあります。

■一般に大規模な投資の必要がない汚染対策を実行すべき
　大規模な投資を必要とする汚染対策は、以下のような理由でおそらく非現実的だと考えられます。
・時間がない
・農業従事者などをはじめとする関係者に投資を促すのが困難である
・その投資に対する融資を確保することがむずかしい

　たとえば、土壌を深く耕し、かきまぜるといった対策は、それに必要な鋤がスウェーデンの農業では一般的に用いられていないため、非現実的です。深く耕すための鋤は特別に製造する必要があり、高価な購入となります。また、その鋤を引くためには強い牽引力が必要となります。

対策を選ぶときに考慮すべき重要な要素

・放射線に対する防護効果
・合法性
・後に柔軟な対策がとれる余地
・金銭的・物理的・人的資源
・関係当事者の反応
・それ以前の政策方針
・有機農業
・費用
・不確実性

　放射能汚染対策を選ぶときに考慮に入れるべき要素は、放射線に対する防護効果に加えていくつかあります。上に示した一般的な原則の一覧に挙げられているのは、その対策が現行法に違反しないことです。そして、柔軟な行動が後々にとれなくなるような制約を課すような対策は避けること、などです。

　また、今ある資源(金銭的・物理的・人的)で実行可能な対策でなければなりません。資源とは、たとえば農業においては耕起に必要な鋤やトラクターのことですし、食品加工業においては屠殺場の処理能力やチーズの生産能力のことを指しています。また、保存のための場所や、農作物や製品の処分能力も限られている場合があります。

　汚染対策が的確に実施できるかどうかは、その対策を実際に行なったり、受け入れたりする人びとがどのような反応を示すかにもよります。消費者や食品加工業は、そんなに「高い」基準値は許容できないと言ったり、ある特定の方法で「汚染処理」をした食品は買いたくないと反発するかもしれません。そうすれば、消費者や食品加工業は、代わりに汚染のない地域や国から商品を買おうとするでしょう。

　ある汚染対策が関係当事者に受け入れられるかどうかは、原子力事故の被害を受けた近隣の国々でおなじような対策がとられているかという点にも左右されますし、それまでの農業政策や原子力政策で貫かれてきた考え方と合致したものかどうか、という点によっても決まります。有機農法を用いる農場では、有機農法のポリシーを今後も維持し、消費者にも信頼し続けてもらうために、特別な汚染対策を求めるかもしれません。

図⑰-4　畜舎内に退避する放牧中の牛

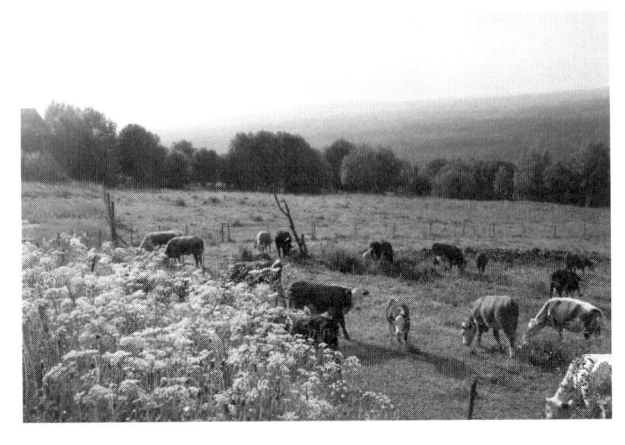

放射性物質が放出されたという警告があれば、放牧中の牛をできるだけ早く畜舎内に退避させなければならない

写真——高見幸子

　費用という要素は、常に重要です。それは、たとえばカリウム肥料の撒布や耕起といった汚染対策ために余計にかかる費用のことでありますし、牛乳の生産量が減少したり、製品を廃棄処分することで生じた収入の減少も指しています（**11節**参照）。重要な問題は、農業従事者などが抱えるこれらの費用を誰が負担するのかということです。

　とくに、放射性物質が降下してから最初の月は、状況をとりまく不確実性に対策の決定が大きく左右されます。単に地表の汚染状況が十分に把握できていないということだけでなく、放射性物質が降下したその地域やその季節において、放射性物質が食物連鎖の中でどのように移行していくかについても不明な点がたくさんあります（**9節・10節**参照）。不確実性は、汚染対策の効果やその費用、そして、これらの問題に対してより正確な知識が得られるかどうか、という点についても言えます（**13節～16節**参照）。

　季節によっては、品不足が生じることもあります。たとえば、放射性物質が放牧期の直前や初期に降下し、しかもそれが牧草の刈り入れ前であったとすれば、畜舎に退避させた家畜に与えるえさが直ちに不足するかもしれません。

●放射性物質の降下が予想される場合

　警戒段階とは、放射性物質が放出された、もしくは放出されるかもしれないという警告がなされてから、放射性物質が実際に降下をはじめるまでの期間全体をここでは指します。

この段階では、放出の規模も自国がどれだけ被害に遭うかということも不明です。しかし、たとえ不確実性が高くとも、農業従事者が時間的余裕を持って、放射能汚染を未然に食い止めるために必要な対策をとるように、早いうちに彼らに指示を与える必要があります。警戒段階では「迅速性と安全性」が優先されるのに対し、実際に放射性物質が降下したあとは「熟考と状況把握」が優先されます。

　詳細な情報に乏しいときには、まず一般的で包括的な汚染対策を発表し、その後、被ばく状況がしだいに明らかになっていくにつれ、それらの対策を限定していくという方法をとるべきです。農業について言えば、これはとくに乳牛の畜舎内退避が当てはまります。畜舎内退避はなるべく広い地域で発令します。また、その他の汚染対策としては、貯蔵してある飼料をカバーで覆ったりすることで、家畜がこうむる被害を回避したり緩和したり、乳牛や食肉用の家畜が放射性物質を体内にとりこまないようにすることが挙げられます。さらに、汚染を測定する準備体制を強化し、影響を受けた国内地域に対して放射性物質降下のこれまでの経緯とこれから考えられる地表汚染の程度についての情報を提供することも必要となります。

　放牧中の家畜を畜舎内に退避させる対策をとる場合は、迅速にその発令を行なうことが理想です。早いうちに発令が伝われば、搾乳のために畜舎内に牛を入れていた農家は、牛をそのまま畜舎内にとどめることができます。牛は搾乳の時間が来れば畜舎に入るものだと思っていますが、搾乳でもないのに牛を畜舎内にとりこもうとすると、時間もかかり、大変な労力がかかります。

　そのため、家畜の畜舎内退避は、人びとに対して屋内退避を発令する場合よりももっと以前に、時間的余裕を持って発令するする必要があります。しかし、一般の人びとの目には行政当局は住民の安全よりも家畜や農業生産をより重視していると映り、当局に対する信頼を落とすことにもなりかねません。また、事態が突如として深刻になったと解釈する人も現れ、不要な恐怖を与えかねないのです。そのため、そのような望ましくない影響を避けるためには、十分な情報提供が必要となるのです。

●放射性物質の降下が確認されたときは

　降下の直後は、測定機器を用いて、深刻な被害を受けた地域がどこであるかをおおまかに把握します（**7節**参照）。その後は、汚染がもっとも深刻な地域に焦点が当てられることになります。中・低水準の汚染を受けた地域では、汚

染状況をより詳細に把握して、放牧禁止・畜舎内退避を迅速に解除していく必要があります。

　長期にわたっては、注視すべきいくつかの食物連鎖中の放射能汚染の状況を、複数の地点において数年にわたって追跡することも必要です。その原子力事故によって被ばく線量が通常よりもどれだけ増加したかを、遠い将来にわたって判断するためのくわしいデータを得るためです。

■汚染地域のおおまかな把握

　放射性物質の降下から間もないうちは、汚染地域のおおまかな把握を行ないます。その目的は、深刻な放射能汚染を受け、迅速な対策が必要とされる地域を特定することです。このようなおおまかな汚染地域の把握は、最初の放射性物質が降下してから数時間以内に開始しなければなりません。そして、降下が続く間、常に情報を更新する必要があります。場合によっては数日にわたって降下が続くかもしれません。**7節**では、汚染状況に関する情報を迅速に入手するための国の測定準備体制や戦略を説明しました。

　おおまかな汚染状況の把握といっても、汚染警戒地域をだいたい市のレベルまで細かく特定するために十分な情報を与えるものでなければなりません。警戒段階において発令する家畜の放牧禁止（畜舎内退避）は、汚染警戒地域と特定されたすべての地域において適用します。そして、そのような測定結果をもとにしながら、汚染警戒地域の地図を順次改めていくことができます。

■放牧禁止の解除のためのプログラム

　警戒段階で発令された放牧禁止は、予防原則に基づくものです。そのため、放牧禁止地域に含める必要がないと判断された地域では、禁止令をなるべく早く解除することが求められます。

　そのために整備された検査プログラムの主な目的は、放牧禁止令とその解除の決定をするときの根拠となるデータを集めることです。また、被ばく線量をさまざまな定義の仕方で把握するために必要な情報も与えてくれます。基本的な方法としては、あらかじめサンプルとして指定された牧場において、放射性物質が地表から牧草、そして牛乳へと移行していくときの実際の移行係数を決定することです。その後、放射性物質が降下した地域でより多くの牧場をサンプルとして選び、牧草の汚染度を測定した結果を基にして、放牧禁止を解除していくのです。

放牧禁止令がまだ発令されている地域においては、より詳細な検査プログラムが必要となることもありますが、それは放射性物質の構成などによって決まります。たとえば、ストロンチウム90やセシウム137からの被ばく線量が少ない場合は、ヨウ素131の崩壊の進捗度に合わせて放牧禁止を決定することができます。

　7節では、現在スウェーデンで整備されているサンプル検査プログラムについて説明しました。放射性物質の降下から数カ月が経てば、一般的・包括的な放牧禁止令などの必要性はおそらくほとんどなくなるでしょう。ただし、牛乳の検査はもうしばらく続ける必要があります。

　検査プログラムは、降下から数カ月が経った頃から順次、長期にわたる被ばく量を推計する上での根拠となるデータの入手に重点を移していくべきです。その一環として、牛乳などの特定の畜産物のサンプルを、汚染地域で指定した農場から採取し、長期にわたって汚染状況の経過を追っていくことも必要です。これは、長期にわたる放射性物質の含有量の変化の指標を手に入れるためです。

■参考文献

全般
- Från jord till bord, Nordisk kärnsäkerhetsforsknings rapport NKS/EKO-3.4(97)- TRI, dec. 1997.
- FOA orienterar om kärnvapen, nr 15, 1990, Försvarets forskningsanstalt.
- Kärnenergiberedskap - Beskrivning av beredskapen mot kärntekniska olyckor, Räddnings- verket, 2001.
- Radioaktiva ämnen slår ut jordbruk i Skåne. Delbetänkande av Hot- och riskutredningen, SOU 1995：22,
- Naturlig Radioaktivitet i Svenska odlade jordar och grödor. Åke Eriksson och Klas Rosén. Kungl. Skogsoch Lantbruksakademiens Tidskrift. Årg. 139, Nr 5, 2000, sid. 1-41.
- Underlag för utarbetande av myndigheternas rekommendationer till lantbrukare i händelse av en kärnenergiolycka - Efter ett larm, men före nedfallet av radioaktiva ämnen. Klas Rosén. Rapport SLU-REK-79, Uppsala, 1997.

1章 チェルノブイリ原発事故からの警鐘
- Frågor och svar kring kärnkraftsolyckan i Tjernobyl. SSI, 1999.
- Informationsberedskap - Handbok, SPF, 2000.
- Krisinformation på Internet. Sara Morge. SPF utbildningsserie nr 3, 1999.
- Planlagd kriskommunikation. Bertil Flodin. SPF utbildningsserie nr 2, 1999.
- Professionell kommunikation. Bertil Flodin. SPF utbildningsserie nr 1, 1999.
- Regeringens proposition 1996/97：11. Beredskapen mot svåra påfrestningar på samhället i fred.

2章 放射線と放射性降下物
- En liten faktabok om strålning. SSI, 1995.
- Produkter från skog och sjö. Livsmedelsresurs eller exponeringsproblem efter radioaktivt nedfall. Ronny Bergman. FOA rapport C40315-4.3, 1993.
- Radiak. En orientering om radioaktiv beläggning efter kärnvapenexplosioner. FOA rapport A 40064-4.3, 1991.
- Radiakproblem inom livsmedelssektorn. En studie inriktad på behoven för beslutsfattande i tidigt skede efter radioaktivt nedfall. Ronny Bergman. FOA rapport FOA-R--95-00140- 4-3--SE, 1995.
- Strålning och hur den påverkar oss. SSI, 1997.

3章　放射性降下物の影響
- Jordbruksstatistisk årsbok, Statistiska centralbyrån m.fl.
- Kärnkraftsolyckan i Tjernobyl. En sammanfattning femton år efter olyckan. Leif Moberg. SSI Rapport 2001：7.
- Psykologiska reaktioner vid radioaktivt nedfall från en kärnenergiolycka - ett svenskt beredskapsperspektiv. Ann Enander. Försvars högskolans ledarskapsinstitutions rapport F：13, 2000.
- Svensk rennäring, Svenska Samernas Riksförbund m.fl., 1999.
- Tio år efter kärnkraftsolyckan i Tjernobyl. Radiologiska konsekvenser och svensk beredskap mot framtida olyckor. Leif Moberg och B Åke Persson. SSI information 96：01
- Vad händer med lantbrukets husdjur i katastrofsituationer? Inger Andersson, Lorraine Steen Svendsen och Bengt Gustafsson. Svensk Veterinärtidning, vol. 53, nr 6, 2001, s. 333-339.

4章　基準値と対策――食品からの内部被ばくを防ぐ有効な対策
- A Guide to Countermeasures for Implementation in the Event of a Nuclear Accident Affecting Nordic Food-Producing Areas. Kasper G. Andersson m.fl. Nordisk kärnsä -kerhetsforsknings rapport NKS-16, aug. 2000.
- Avvägningsproblem för beslutsfattande vid radioaktivt nedfall. Ronny Bergman, Jan Preuthun och Klas Rosén. FOA rapport FOA-R--99-01356-861--SE, 1999.
- Byggnader för animalieproduktion. Inventering, beskrivning och beräkning av skyddsfaktorer för joniserande strålning. Effekter på strålnivån i byggnader genom saneringsåtgärder. Inger Andersson, Thomas Ulvsand, Johan Hansson och Carl-Magnus Dolby. FOA Rapport. C 40306-4.3 . ISSN 0347-2124 1993.
- EG-kommissionens förordning (Euroatom) nr 944/89 om gränsvärden för radioaktivitet i mindre viktiga livsmedel efter en kärnenergiolycka eller annan radiologisk nödsituation.
- EG-kommissionens förordning (Euroatom) nr 770/90 om gränsvärden för radioaktivitet i djurfoder efter en kärnenergiolycka eller annan radiologisk nödsituation.
- EG-kommissionens förordning nr 1609/2000 om upprättandet av en förteckning över produkter som är undantagna från rådets förordning (EEG) nr 737/90.
- Europeiska rådets förordning nr 3954/87 om gränsvärden för radioaktivitet i livsmedel och djurfoder efter en kärnenergiolycka eller annan radiologisk nödsituation.
- Europeiska rådets förordning nr 2218/89 om ändring av förordning (Euroatom)

nr 3954/ 87 om gränsvärden för radioaktivitet i livsmedel och djurfoder efter en kärnenergiolycka eller annan radiologisk nödsituation.
- Europeiska rådets förordning (EEG) nr 2219/89 om särskilda villkor för export av livsmedel och djurfoder efter en kärnenergiolycka eller annan radiologisk nödsituation.
- Europeiska rådets förordning (EEG) nr 737/90 om villkoren för import av jordbruksprodukter med ursprung i tredje land efter olyckan vid kärnkraftverket i Tjernobyl.
- Livsmedelsindustrins beredskap och eventuella agerande vid ett radioaktivt nedfall - En enkätundersökning. Madeleine Magnusson och Inger Andersson. FOA Rapport FOA-R-- 00-01516-861--SE, 2000.
- Nordic Intervention Criteria for Nuclear or Radiological Emergencies - Recommendations. The Radiation Protection Authorities in Denmark, Finland, Iceland, Norway and Sweden, 2001.
- Radioaktivt nedfallsådan är livsmedelsindustrins beredskap. Inger Andersson och Madeleine Magnusson. Vår Föda, nr 5, 2000, s. 6-8.
- Radioaktivt nedfall fra Tsjernobyl-ulykken. Følger for norsk landbruk, naturmiljø og matforsyning. Sluttrapport fra NLVFs forskningsprogram om radioaktivt nedfall 1988-1991. Red. T. H. Garmo og T. B. Gunnerød. Norges landbruksvitenskapelige forskningsråd, Trondheim/Ås, 1992.
- Safety precautions in Swedish animal husbandry in the event of nuclear power plant accidents. Inger Andersson. Report 181. Department of Animal Nutrition and Management. Swedish University of Agricultural Sciences. Uppsala.
- The care of farm animals in emergency situations. Management, slaughter, carcass destruction, and risk of contagion. Survey of literature, practical experience, legislation and information related to emergency preparedness, response and mitigation. Inger Andersson, Lorraine Steen Svendsen och Bengt Gustafsson. ÖCB (Överstyrelsen för civil be- redskap) Forskningsrapport. ISBN 91 70 97 062-9. 1999.
- Tillagningseffekter på livsmedel innehållande cesium. S. Danfors och W. Becker. SLV-rap- port 1989 : 4, Statens livsmedelsverk, Uppsala.
- Överföring av Cesium-137 till jordbruksprodukter i Skåne och Blekinge efter en kärnenergiolycka. Enok Haak m. fl. Rapport SLU-REK-82, 1998.

訳者あとがき

　この度の、未曾有の東北大地震、津波、そして福島原発事故に被災されましたみなさま、そのご家族の方々に心よりお見舞い申し上げます。また、一日も早い復興を祈っております。

　東日本大震災と福島原発事故は、日本から遠く離れたスウェーデンでも新聞の第一面に大きくとりあげられ、3月11日以降、10日間連続で報道されました。地震と津波による東北地方の悲惨な状況と福島第一原発事故のようすがかなり詳細に報道されました。

　とくに、福島原発については、刻々と状況が悪化していくため、夜も眠れない日々が続きました。そして、起きてはならない最悪の事態になってしまいました。私は、3月24日から日本に1カ月滞在を予定していました。チケットも購入して準備をしていましたが、スウェーデン政府の勧告で、日本行きをあきらめました。その後、数カ月の間、このショックから立ち上がれませんでした。

　私は、国際環境NGOナチュラル・ステップ・ジャパンの代表として、日本で1999年から日本が持続可能な社会へのシフトを加速させることに貢献しようとさまざまな活動をしてきました。

　その活動のひとつは、企業や自治体、そして一般市民を対象にした環境教育のセミナーや講演会でした。その中で、原発は、持続可能な社会に属しないエネルギーであることを語ってきました。とくに、事故が起きた場合の放射能の問題や、使用済みの核燃料の最終貯蔵の問題の大きさが懸念であることを話してきました。それゆえ、今回、まさに懸念していたことが起きてしまったことに対するショックが大きかったのです。

　とくに、小さい子どもたちを育てている女性たちが、今、どんなに放射能汚染について不安に思っているかと思うと、どうしてよいか悩んでしまいました。そこで、知り合いであるスウェーデンの原子廃棄物処理問題の専門家に日本の人びとにこの状況の中で、どうすればよいのかアドバイスがないかと相談しました。

　スウェーデンは、1986年にチェルノブイリ原発事故のために、未曾有の放射能汚染の経験をしました。事故の対策準備がなかったため情報の混乱を経験しましたが、さまざまな対策をし、その対策の結果の調査や研究もされました。彼は、日本がこれから長期にわたって、被ばくを防ぐための対策が必要になるためスウェーデンの報告書が、日本の参考になるのではとアドバイスをくれました。私は、報告書の内容を抜粋して、コラムなどで発信しましたが、その反応は非常に大きく良かったた

め日本の社会にもっと広くこの報告書を翻訳して出版する必要があると思いました。

　合同出版の齊藤暁子さんに、この報告書の話をすると興味を持っていただき今回出版できることになったことを大変にうれしく思います。翻訳をするに当たっては、この報告書が日本に必要だとすでにブログで発信をされていた佐藤吉宗さんも仲間に加わっていただきました。また、NPO法人オーガニック協会さんが、スウェーデン在住の日本人の方たちと協力して、部分的にすでに翻訳されておられた翻訳文をご提供してくださいました。深く感謝いたします。しかし、今回、翻訳本の出版が決まってから、ほんの数カ月で翻訳が完成し出版に至れたのは、翻訳の達人と言っても過言でない佐藤吉宗さんのご尽力のお陰でした。ありがとうございました。

　この報告書は、ぜひ、汚染地域の農家と消費者、放射能汚染と食品の問題に携わっている行政当局、食品加工業、レストラン業界、食品政策を決める国と地方の政治家、ジャーナリスト、そして、放射能と食品に関心のある消費者の方々にぜひ読んでいただきたいと思います。正しい知識を得ることで、正しくリスクを判断し、対策を立てるようになることが今一番必要なことだと思います。

　そして、一番、福島の人びとに伝えたいことは、絶望しないでほしいということです。チェルノブイリ原発事故を体験したスウェーデンの報告書のメッセージは、はっきりしています。放射能汚染に有効な対策はあるということです。この本が、少しでも福島の人びとに希望を与えることができれば幸いです。

2011年秋

高見幸子

解題

　1986年4月28日の朝7時、スウェーデンの首都ストックホルムから120kmほど北に位置するフォッシュマルク原発内において、作業員の靴底から高いレベルの放射線が検出されました。直ちに調査が行われた結果、原子炉から漏出して2日以内と見られる放射能が原発の敷地内に散乱していることが明らかになりました。この原発にある3基の原子炉のいずれかがトラブルを起こした疑いが持たれたものの、漏洩源(ろうえいげん)は特定できませんでした。

　しかし、事態を重く見た同原発は、9時半に原子炉の運転を停止、そして、10時には周辺自治体などへの通報を行なった上で、作業員や周辺住民の避難を開始ししました。国内外のメディアが「スウェーデンのフォッシュマルク原発で放射能漏れ」というニュースを報じるなか、ストックホルムでも人びとが動揺し始めていました。

　しかし、その日の午後からは、防衛研究所の観測所や気象庁のデータをもとにした分析や、空軍の偵察機によるバルト海上でのサンプル採集が行なわれた結果、放射能の発生源がソ連領内であることがしだいに明らかになりました。スウェーデン政府からの打診に対し、ソ連政府はその日の午後7時にチェルノブイリ原発での事故を認めたのでした。このときに初めて世界中は事故を知ることになったのですが、既に発生から2日も経っていました。

　スウェーデンでは当時、原子力事故に備えた災害対策が十分に整備されておらず、気づいた時には国土の一部が既に高い濃度の放射能で汚染されており、その後の対応に非常に苦慮することになりました。その反省を踏まえ、将来の原子力事故に対する備えについて、一般の人向けに作成された報告書が本書です。本書に見られるような危機意識と万全な災害対策が日本でもきちんと共有され、適切な準備がなされていれば、福島第一原発事故のあとの対応は異なったものになっただろうと思わずにはいられません。

　原子力をめぐるスウェーデンの現状を簡単にまとめます。1980年の国民投票の結果を受けて、2010年までに国内のすべての原子炉を閉鎖するという国会決議が採択されました。当時は稼働中の原子炉が6基、建設中もしくは建設済みの原子炉が6基ありましたが、この12基すべてを計画通り利用した上

で段階的な脱原発を図っていくことになったのです。しかし、発電量全体の半分を占めていた原子力を自然エネルギーで代替するには時間がかかったうえ、1990年代初めの深刻な経済危機のなかで政治の焦点も脱原発から逸れることになりました。これまで閉鎖された原子炉は2基に留まります。

　一方で、電力需要の伸びを抑制することには成功し、1987年以降は人口の伸びにもかかわらず発電量・消費量とも横ばいで推移しています。この背景には、工業排熱や発電時の排熱を利用した地域暖房の普及によって、暖房のための電力需要を大幅に削減したことがあります。また、1991年に導入された二酸化炭素税の課税によって、化石燃料による発電が大きく減少し、他方で林業や紙パルプ産業から発生する廃棄物を利用したバイオマス発電が急激に増えることになりました。さらに、電力市場の自由化やグリーン電力証書制度が導入されたおかげで、風力発電も過去10年の間に大きな伸びを見せています。

　しかし、現在では気候変動対策の観点から、風力やバイオマスの発電によって国内の電力供給が過剰になっても、直ちに原子炉を廃炉にするのではなく、電力を輸出することで、ドイツや東欧における化石燃料や旧型原子炉への依存が減るように貢献すべきだという考え方が強くなっています。そのため、福島第一原発の事故後、スウェーデンではドイツやスイスのように原発の早期廃絶を求める運動はあまり盛りあがりませんでした。地震がほとんどないため、原発のリスクがあまり認識されていないことも理由のひとつでしょう。

　2006年以降、連立政権を形成してきた中道保守4党の間では原発に対する見方が異なり、連立を維持するうえでの潜在的な火種と捉えられてきました。脱原発を主張する中央党に対し、他の党は老朽化した既存の原子炉の建て替えを認めるべきだと主張していたのです。

　この状況を打開するため、2009年2月に一つの妥協案が発表されました。これは、老朽化した原子炉の建て替えは認めるものの政府は経済的に一切の支援をせず、一方で自然エネルギーには経済的支援を拡大する、というものでした。つまり、自然エネルギーに下駄を履かせながら原子力と競合させた上で、それでも電力会社が原子炉の建設に魅力を感じるならば古い原子炉を

更新をしてよいということです。経済合理性に基づく市場の判断に任せることで、原発の是非を非政治問題化しようという狙いがあります。

　この決定を受けて、電力を大量に使用する鉄鋼・紙パルプ産業などは安価で安定した電力を求め、原子炉の建て替えに大きな期待を抱いています。一方、エネルギー庁のコーベリエル長官（当時）はコストの面から考えると原子炉の新設は難しく、これからは自然エネルギーの時代になる、とコメントをし、さらに福島原発事故以降は保険コストの上昇から原発の経済的魅力はさらに小さくなったと述べています。実際のところ、大手電力会社も今のところ長期的な巨額投資に対して及び腰です。スウェーデン社会がどのような道を選ぶのか、これからが注目されます。

佐藤吉宗

■主要情報提供機関

さらにくわしい情報は下記の住所にご連絡ください。

● 防衛研究所
　Totalförsvarets forskiniginstitut
　FOI 164 90 Stockholm
　Tel.08-55503000
　メール registrator@foi.se
　ホームページ http：//www.foi.se

● 農業庁
　Jordbruket
　551 82 Jénképing
　Tel.036-155000
　メール jordbruksverket@jordbruksverket.se
　ホームページ http：//www.jordbruksverket.se

● 食品庁
　Livsmedelsverket
　Box 622, 751 26 Uppsala
　Tel.018-175500
　メール livsmedelsverket@slv.se
　ホームページ http：//www.slv.se

● 放射線安全庁（元・放射線防護庁）
　Strålsäkerhtesmyndigheten(Swedish Radiation Authority)
　171 16 Stockholm
　Tel.08-7994000
　メール　registrator@ssm.se
　ホームページ http：//www.stralsakerhetsmyndigheten.se

● スウェーデン農業大学
　Sverieges Landbruksuniversitetet
　SLU, 750 07 Uppsala
　Tel. 018-671000
　SLU, 230 53 Alnarp
　Tel. 040-415000
　メール　registrator@slu.se
　ホームページ　http：//www.slu.se

＊ 2001 年、国防軍研究局は防衛研究所に移行。
＊ 2008 年、放射能防護庁は原子力検査庁とともに「放射能安全庁」に改組。

【訳者紹介】

高見幸子（たかみ・さちこ）
1974年よりスウェーデン在住。スウェーデンへの環境視察のコーディネートや執筆活動等を通じてスウェーデンの環境・持続可能な発展の模範事例を日本に紹介している。国際NGOナチュラル・ステップ・ジャパン代表。企業・自治体の環境教育や環境コミュニケーションのファシリテーターとして活動中。主な著書に『北欧スタイル快適エコ生活のすすめ』（共著、オーエス出版社）・『日本再生のルールブック』（海象社）などがある。

佐藤吉宗（さとう・よしひろ）
1978年生まれ。鳥取県米子市出身。京都大学経済学部卒業。2000年にスウェーデンへ交換留学をしたことがきっかけとなり、同国で経済学修士号を取得した後、欧州安全保障協力機構（OSCE）での研修を経て、現在スウェーデン・ヨーテボリ大学経済学部博士課程在籍。専門は投資・生産性分析。主な著書に『スウェーデン・パラドックス』（共著・日本経済新聞出版社）、『沈黙の海』（訳書・新評論）がある。

【翻訳協力】
ヘレンハルメ美穂・杉ひかる・坂田美紀・ランバル五月・NPO法人オーガニック協会

組版　Shima.
装幀　守谷義明＋六月舎
イラスト・作図　ペール・トールネウス（ピクトフォーム社）のものを参考に作成

スウェーデンは放射能汚染から
どう社会を守っているのか

2012年2月1日　第1刷発行

訳　者　高見幸子＋佐藤吉宗
発行者　上野良治
発行所　合同出版株式会社
　　　　東京都千代田区神田神保町1-28
　　　　郵便番号　101-0051
　　　　電話　03（3294）3506
　　　　ホームページ　http://www.godo-shuppan.co.jp/
印刷・製本　株式会社シナノ

■刊行図書リストを無料進呈いたします。
■落丁乱丁の際はお取り換えいたします。

■本書を無断で複写・転訳載することは、法律で認められている場合を除き、著作権及び出版社の権利の侵害になりますので、その場合にはあらかじめ小社宛に許諾を求めてください。
ISBN978-4-7726-1054-4　NDC302　210×148
©Sachiko Takami, Yoshihiro Sato, 2012

＊別途消費税がかかります。

放射能・原発を正しく知り行動するための本 大好評発売中！

放射性セシウムが人体に与える医学的生物学的影響
チェルノブイリ原発事故 被曝の病理データ

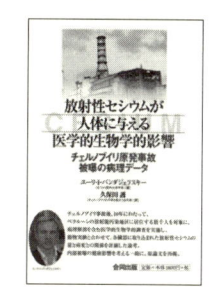

ユーリ・I・バンダジェフスキー〔著〕　久保田 護〔訳〕　●1800円

チェルノブイリ事故後10年にわたって、汚染地区に居住する数千人を対象にゴメリ医科大学が実施した、病理解剖を含む医学的生物学的調査の結果を論考。原論文（英語）を再掲。体内に取り込まれた放射性セシウムによる健康影響を考える一助に。

原発崩壊
樋口健二写真集

桑原史成氏推薦！

樋口健二〔著〕　解題＝鎌田 慧　●2800円

数々の原発事故や数多くの被曝労働者を最前線で撮り続けてきた報道写真家の、渾身の集大成。その始まりから福島の事故まで、安全神話の虚構と原発の恐ろしさを暴く38年の軌跡！

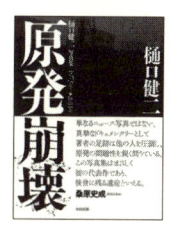

安斎育郎の やさしい放射能教室

安斎育郎〔著〕　●600円

放射能汚染ってどういうこと？きちんと知りたい「放射能のハテナ」を安斎先生がていねいに解説します。子どもたちに教える立場の教師、保育士のテキストとしても最適です！

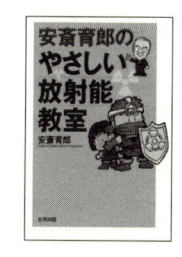

＊別途消費税がかかります。

これでわかる からだのなかの放射能
正しく知ろう！ 放射能汚染と健康被害

江川紹子さん推薦！

安斎育郎〔著〕　●1400円

放射能とはどのようなものなのか？　自然放射線、原爆・原発に由来する放射能汚染の基礎知識を、放射線防護学の第一人者がやさしく解き明かす。

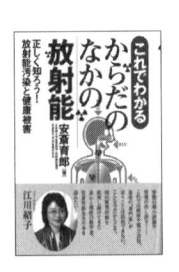

原発事故緊急対策マニュアル
放射能汚染から身を守るために

日本科学者会議福岡支部 核問題研究委員会〔編〕　●571円

家族を守るために知っておくべきことは何か。事故の経過とこれからどうなるか、今最も心配な放射能汚染から身を守る方法について、どのように考え行動したらよいのかを的確に示す。

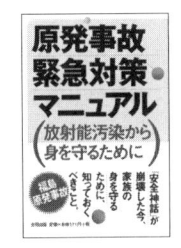

松田美由紀さん・岩井俊二さん推薦！

低線量ひばくから子どもの未来を守る　生活手帳

市民放射能測定所〔編〕　●286円

低線量ひばくは、からだへの影響がまだよくわからないからこそ、毎日の記録が大切になります。自分や家族の行動や食べたものなど生活の記録を、3.11にさかのぼって書き込めます。

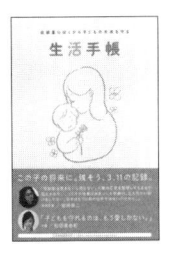

原発のない世界のつくりかた
How to make a nuclear power free world

「脱原発世界会議」実行委員会〔編〕　●1200円

原発のない世界は可能です。脱原発へ！　国内外の専門家、研究者、オピニオンリーダー、活動家のメッセージを集めた一冊。「脱原発世界会議」公式ガイドブック。

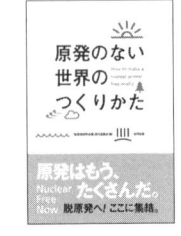